U0324011

2022
中国医疗保障
统计年鉴

国家医疗保障局 编

中国统计出版社
China Statistics Press

图书在版编目（CIP）数据

2022 中国医疗保障统计年鉴 / 国家医疗保障局编
. -- 北京：中国统计出版社, 2022.11
ISBN 978-7-5037-9976-1

Ⅰ．①2… Ⅱ．①国… Ⅲ．①医疗保障－统计资料－中国－2022－年鉴 Ⅳ．①R195.1-54

中国版本图书馆 CIP 数据核字(2022)第 188198 号

2022 中国医疗保障统计年鉴

作　　者/国家医疗保障局
责任编辑/张　洁
封面设计/李　静
出版发行/中国统计出版社有限公司
通信地址/北京市丰台区西三环南路甲 6 号　邮政编码/100073
电　　话/邮购（010）63376909　书店（010）68783171
网　　址/ http://www.zgtjcbs.com
印　　刷/三河市双峰印刷装订有限公司
经　　销/新华书店
开　　本/880mm×1230mm　1/16
字　　数/320 千字
印　　张/10.25　0.5 彩页
版　　别/2022 年 11 月第 1 版
版　　次/2022 年 11 月第 1 次印刷
定　　价/128.00 元

《2022 中国医疗保障统计年鉴》
编委会和编辑人员

编者说明

一、《中国医疗保障统计年鉴》是一部反映中国医疗保障体系发展情况和医药服务发展情况的资料性年刊。全书收录了全国及31个省、自治区、直辖市的医疗保障事业发展情况和目前医药服务发展情况的统计数据以及相关历史年份的全国统计数据。本书为《中国医疗保障统计年鉴》2022卷，收编的内容截止至2021年年底。

二、全书分为9个部分，即基本医疗保险、生育保险、医疗救助、商业健康保险、医疗互助、长期护理保险、医药服务、人口经济社会统计和国际比较及港澳台。各章前设简要说明及主要指标解释，简要说明主要介绍本章的主要内容、资料来源、统计范围、统计方法以及历史变动情况。

三、资料来源

（一）数据主要来自年度医疗保障统计报表。2018年以前年度的医疗保障数据主要摘自人力资源和社会保障部的统计年鉴数据。

（二）医疗救助的数据来源于医疗保障统计报表、民政部协助提供的数据。

（三）商业健康保险的数据来源于中国银行保险监督管理委员会协助提供的统计数据。

（四）医疗互助的数据来源于全国总工会协助提供的统计数据。

（五）药品生产流通的数据来源于国家药品监督管理局协助提供的统计数据。

（六）卫生健康的数据摘自《中国卫生健康统计年鉴》。

（七）人口、经济和社会统计的数据摘自《中国统计年鉴》和《中国卫生健康统计年鉴》。

四、统计口径

（一）除行政区划外，书中所涉及的全国性统计数据均未包括香港特别行政区、澳门特别行政区和台湾省数据。

（二）基本医疗保险分类：职工基本医疗保险、城乡居民基本医疗保险。

（三）除个别统计指标外，书中所涉及的新疆统计数据包含新疆维吾尔自治区及新疆生产建设兵团。

五、本年鉴部分数据由于四舍五入的原因，总数可能不等于组成部分的总和，所产生的计算误差，均未做机械调整。

六、符号使用说明："-"表示无数字，"..."表示数字不详。

国家医疗保障局

目 录

一、基本医疗保险篇

六、长期护理保险篇

七、医药服务篇

八、人口、经济、社会统计

附录：国际比较、港澳台

2021 年全国医疗保障事业发展统计^①

　　2021 年，国家医保局坚持以习近平新时代中国特色社会主义思想为指导，深入贯彻党的十九大和十九届历次全会以及中央经济工作会议精神，坚决贯彻落实党中央、国务院决策部署，认真开展党史学习教育，统筹疫情防控和医疗保障事业高质量发展，推动医保改革继续深化，管理服务精细高效，基金运行安全平稳，群众待遇巩固完善，"十四五"实现良好开局。

一、医疗保险

　　截至 2021 年底，全国基本医疗保险（以下简称基本医保）参保人数 136297 万人，参保率稳定在 95% 以上。2021 年，全国基本医疗保险（含生育保险）基金总收入 28731.99 亿元，比上年增长 15.6%；全国基本医疗保险（含生育保险）基金总支出 24048.19 亿元，比上年增长 14.3%；全国基本医疗保险（含生育保险）基金当期结存 4683.80 亿元，累计结存 36178.34 亿元，其中，职工基本医疗保险（以下简称职工医保）个人账户累计结存 11770.36 亿元。

　　（一）职工基本医疗保险

　　1.参保人数。截至 2021 年底，职工医保参保人数 35431 万人，比上年增加 976 万人，增长 2.8%，其中，在职职工 26106 万人，比上年增长 2.7%；退休职工 9324 万人，比上年增长 3.3%。在职退休比为 2.80，较上年下降 0.02。

2012-2021 年职工医保参保人员结构

单位：万人

	2012年	2013年	2014年	2015年	2016年	2017年	2018年	2019年	2020年	2021年
在职参保人数	19861	20501	21041	21362	21720	22288	23308	24224	25429	26106
退休参保人数	6624	6942	7255	7531	7812	8034	8373	8700	9026	9324
在职退休比	3.00	2.95	2.90	2.84	2.78	2.77	2.78	2.78	2.82	2.80
剔除农民工在职退休比	2.29	2.28	2.28	2.20	2.20	2.21	2.21	2.23	2.26	2.18

　　企业、机关事业、灵活就业等其他人员的三类参保人（包括在职职工和退休人员）分别为 24043 万人、6535 万人、4853 万人，分别比上年增加 726 万人、148 万人、101 万人，分别占参保总人数的 67.9%、18.4%

---

① 报告数据与国家医疗保障局官网公布数据略有差异，以本报告为准。

和 13.7%，构成比例与上年基本一致。职工医保统账结合和单建统筹参保人员分别为 32714 万人、2717 万人，分别占职工医保参保总人数的 92.3%和 7.7%。

2.基金收支。2021 年，职工医保基金（含生育保险）收入 19007.52 亿元，比上年增长 20.8%[1]。基金（含生育保险）支出 14751.82 亿元，比上年增长 14.6%。2021 年，职工医保统筹基金（含生育保险）收入 11866.18 亿元，比上年增长 29.8%；统筹基金（含生育保险）支出 9322.45 亿元，比上年增长 17.5%；统筹基金（含生育保险）当期结存 2543.73 亿元，累计结存（含生育保险）17691.40 亿元。2021 年，职工医保个人账户收入 7141.34 亿元，比上年增长 8.4%；个人账户支出 5429.37 亿元，比上年增长 10.0%；个人账户当期结存 1711.97 亿元，累计结存 11770.36 亿元。

3.待遇享受。2021 年，参加职工医保人员享受待遇 20.40 亿人次，比上年增长 13.9%。其中：普通门急诊 17.23 亿人次，比上年增长 14.5%；门诊慢特病 2.58 亿人次，比上年增长 10.6%；住院 0.59 亿人次，比上年增长 11.8%。

2012-2021 年职工医保享受待遇人次

单位：亿人次

	2012年	2013年	2014年	2015年	2016年	2017年	2018年	2019年	2020年	2021年
待遇享受人次	12.3	13.4	15.2	16.2	17.1	18.1	19.8	21.2	17.9	20.4
增长率	12.8%	8.9%	13.4%	6.6%	5.6%	5.8%	9.4%	7.1%	-15.6%	13.9%

2021 年，职工医保参保人员住院率 17.0%，比上年增长 1.1 个百分点。其中：在职职工住院率为 9.5%，比上年增长 0.9 个百分点；退休人员住院率为 37.9%，比上年增长 1.9 个百分点。全国职工医保次均住院费用为 12948 元，比上年增长 2.3%。其中在三级、二级、一级及以下医疗机构的次均住院费用分别为 15588 元、9284 元、7415 元，分别比上年增长-0.5%、2.1%、12.6%。次均住院床日 10.0 天，同比减少 0.7 天。

2012-2021 年职工医保次均住院费用和住院率

单位：元

	2012年	2013年	2014年	2015年	2016年	2017年	2018年	2019年	2020年	2021年
次均住院费用	9313	9693	10095	10414	10825	11000	11181	11888	12657	12948
住院率	13.5%	14.6%	15.4%	16.5%	17.1%	17.9%	18.4%	18.7%	15.9%	17.0%

2021 年职工医保参保人员医疗总费用 14997.37 亿元，比上年增长 12.2%，其中医疗机构发生费用

12936.45 亿元，个人账户在药店支出费用 2060.92 亿元。医疗机构发生费用中，退休人员医疗费用 7461.37 亿元，比上年增长 11.6%；在职职工医疗费用 5475.08 亿元，比上年增长 19.0%。

职工医保政策范围内住院费用基金支付比例 84.4%。三级、二级、一级及以下医疗机构政策范围内住院费用基金支付比例分别为 83.4%、86.9%、87.9%。

（二）城乡居民基本医疗保险

1.参保人数。截至 2021 年底，城乡居民基本医疗保险（以下简称居民医保）人数 100866 万人，比上年减少 0.8%。其中成年人、中小学生儿童、大学生分别为 74305 万人、24568 万人、1993 万人，分别比上年下降 0.9%、0.2%、3.0%，分别占参保总人数的 73.7%、24.4%、2.0%。

2.基金收支。2021 年，居民医保基金收入 9724.48 亿元，支出 9296.37 亿元，分别比上年增长 6.7%、13.9%。2021 年，居民医保基金当期结存 428.10 亿元，累计结存 6716.58 亿元。2021 年，居民医保人均筹资 889 元。

2012-2021 年居民医保基金收支情况

单位：亿元

	2012年	2013年	2014年	2015年	2016年	2017年	2018年	2019年	2020年	2021年
基金收入	877	1187	1649	2109	2811	5653	6971	8575	9115	9724
基金支出	675	971	1437	1781	2480	4955	6277	8191	8165	9296
结余率	23.0%	18.2%	12.9%	15.6%	11.8%	12.4%	10.0%	4.5%	10.4%	4.4%

3.待遇享受。2021 年，居民医保参加人员共享受待遇 20.81 亿人次，比上年增长 4.7%。其中：普通门急诊 16.83 亿人次，比上年增长 4.0%；门诊慢特病 2.44 亿人次，比上年增长 13.7%；住院 1.53 亿人次，与上年基本持平。次均住院费用 8023 元，比上年增长 6.3%。其中在三级、二级、一级及以下医疗机构的次均住院费用分别为 13942 元、6626 元、3623 元，分别比上年增长 3.0%、2.5%、11.9%。居民医保参保人员住院率为 15.2%，比上年增长 0.1 个百分点；次均住院床日 9.4 天，比上年增加 0.2 天。

2012-2021 年居民医保享受待遇人次

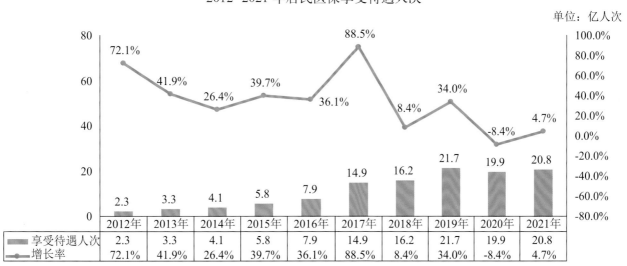

单位：亿人次

	2012年	2013年	2014年	2015年	2016年	2017年	2018年	2019年	2020年	2021年
享受待遇人次	2.3	3.3	4.1	5.8	7.9	14.9	16.2	21.7	19.9	20.8
增长率	72.1%	41.9%	26.4%	39.7%	36.1%	88.5%	8.4%	34.0%	-8.4%	4.7%

2012-2021年居民医保次均住院费用和住院率

单位：元

	2012年	2013年	2014年	2015年	2016年	2017年	2018年	2019年	2020年	2021年
次均住院费用	5698	6146	6653	6821	6663	6100	6577	7049	7546	8023
住院率	6.6%	8.1%	8.9%	10.4%	12.3%	14.1%	15.2%	16.6%	15.1%	15.2%

2021年，居民医保医疗费用15107亿元，比上年增长7.3%。居民医保政策范围内住院费用基金支付比例69.3%，比上年降低0.7个百分点。三级、二级、一级及以下医疗机构政策范围内住院费用基金支付分别为64.9%、72.6%、77.4%。

二、生育保险

2021年末，全国参加生育保险23752万人，比上年增长0.8%。享受各项生育保险待遇1321万人次，比上年增加154万人次，比上年增长13.2%。生育保险人均生育待遇支出为22261元，比上年增长1.3%。

三、医疗救助

2021年，全国医疗救助支出619.90亿元，资助参加基本医疗保险8816万人[2]，实施门诊和住院救助10126万人次，全国次均住院救助、门诊救助分别为1074元、88元。2021年，中央财政安排医疗救助补助资金302亿元，比上年增长16.2%。

2021年，全国纳入监测范围农村低收入人口[3]参保率稳定在99%以上。各项医保综合帮扶政策惠及农村低收入人口就医1.23亿人次，减轻农村低收入人口医疗费用负担1224.1亿元。

四、医保药品目录

《国家基本医疗保险、工伤保险和生育保险药品目录（2021年）》收载西药和中成药共2860种，其中，西药1486种，中成药1374种，年内新纳入药品74个。另含中药饮片892种。

自2018年国家医保局成立以来，连续4次开展医保药品目录准入谈判，累计将250种药品通过谈判新增进入目录，价格平均降幅超过50%。2021年，协议期内221种谈判药报销1.4亿人次。通过谈判降价和医保报销，年内累计为患者减负1494.9亿元。

五、医保支付改革

截至2021年底，全国包括30个按疾病诊断相关分组（DRG）付费国家试点城市和71个区域点数法总额预算和按病种分值（DIP）付费试点城市在内有142个城市进入实际付费阶段。

六、药品采购

2021 年，全国通过省级药品集中采购平台网采订单总金额 10340 亿元，比 2020 年增加 1028 亿元[4]。其中，西药（化学药及生物制品）8315 亿元，中成药 2025 亿元，分别比 2020 年增加 794 亿元和 234 亿元。医保目录内药品 8259 亿元，占网采订单总金额的 79.9%。

2021 年，开展三批国家组织药品集中带量采购，涉及 122 个品种，平均降价 52%。开展国家组织人工关节集采，髋关节平均价格从 3.5 万元降到 7000 元左右，膝关节平均价格从 3.2 万元降至 5000 元左右，平均降价 82%。

七、异地就医

2021 年，职工医保参保人员异地就医 6434 万人次，异地就医费用 1663 亿元，其中，住院异地就医 786 万人次，就医费用 1457 亿元。居民医保参保人员异地就医 4318 万人次，异地就医费用 2985 亿元，其中，住院异地就医 1627 万人次，就医费用 2845 亿元。住院费用跨省直接结算 440.59 万人次，涉及医疗费用 1070.20 亿元，医保基金支付 624.63 亿元。

门诊费用跨省直接结算试点工作稳妥推进，开通联网定点医疗机构 4.56 万家，联网定点零售药店 8.27 万家，门诊费用跨省直接结算 949.60 万人次，涉及医疗总费用 23.82 亿元，医保基金支付 13.21 亿元。

八、医疗保障基金监管

2021 年，继续加强医保行政部门专项检查和医保经办机构日常核查，共检查定点医药机构 70.8 万家，处理违法违规机构 41.4 万家，其中解除医保服务协议 4181 家，行政处罚 7088 家，移交司法机关 404 家；处理参保人员 45704 人，其中，暂停医疗费用联网结算 6472 人，移交司法机关 1789 人。全年共追回医保资金 234.18 亿元。组织开展飞行检查 30 组次，检查定点医疗机构 68 家、医保经办机构 30 家，查出涉嫌违法违规资金 5.58 亿元。

九、长期护理保险

2021 年，49 个试点城市中参加长期护理保险人数共 14460.7 万人，享受待遇人数 108.7 万人。2021 年基金收入 260.6 亿元，基金支出 168.4 亿元。长期护理保险定点服务机构 6819 个。护理服务人员 30.2 万人。

注：本公报中部分数据因四舍五入，总计与分项合计略有差异。

[1] 2020 年职工基本医疗保险实施阶段性减征政策，基数较低。

[2] 医疗救助基金资助参保人数不含其他部门资助参加基本医疗保险人数。

[3] 纳入监测范围农村低收入人口包括农村特困人口、农村低保对象、乡村振兴部门监测的防止返贫监测对象及部分省份民政部门认定的农村低保边缘家庭成员。

[4] 对 2020 年省级药品集中采购平台网采订单总金额做了修订，相关西药、中成药、医保目录内药品金额同步做了修订。

1

基本医疗保险篇

简要说明

一、本章主要介绍全国及 31 个省、自治区、直辖市基本医疗保险事业发展情况。主要包括参保总体情况、基金总体情况、跨省异地就医直接结算情况；职工医保参保、受益、费率水平、基金收入、基金支出、基金结余、待遇保障情况；城乡居民医保参保、受益、基金收入、基金支出、基金结余、待遇保障情况等。

二、本章数据来源于医疗保障统计报表、基金财务报表、《全国医疗保障事业发展统计公报》等。

三、制度建立变迁和统计口径调整

1. 1998 年 12 月，国务院印发《关于建立城镇职工基本医疗保险制度的决定》（国发〔1998〕44 号），开始在全国范围内进行城镇职工医疗保险制度改革。

2. 2002 年 10 月，中共中央、国务院印发《关于进一步加强农村卫生工作的决定》，逐步建立新型农村合作医疗制度。

3. 2007 年 7 月，国务院印发《关于开展城镇居民基本医疗保险试点的指导意见》（国发〔2007〕20 号），决定从当年起开展城镇居民基本医疗保险试点。

4. 2016 年 1 月，国务院印发《关于整合城乡居民基本医疗保险制度的意见》（国发〔2016〕3 号），部署整合建立城乡居民医保制度。

5. 2018 年 7 月，国家医保局、财政部、人力资源社会保障部、国家卫生健康委联合印发《关于做好 2018 年城乡居民基本医疗保险工作的通知》，要求 2019 年全国范围内统一的城乡居民医保制度全面启动实施，推进统一的城乡居民医保制度建立。

6. 2019 年起，城乡居民基本医疗保险完成整合，统计数据包括城镇居民基本医疗保险和新型农村合作医疗。

7. 2019 年 3 月，国务院印发《关于全面推进生育保险和职工基本医疗保险合并实施的意见》（国发〔2019〕10 号），全面推进生育保险和职工基本医疗保险合并实施。

8. 2020 年 3 月，中共中央、国务院印发《关于深化医疗保障制度改革的意见》，形成"1+4+2"的总体改革框架，推动医保制度改革，加快建成覆盖全民、城乡统筹、权责清晰、保障适度、可持续的多层次医疗保障体系。

9. 2021 年 4 月，国务院印发《关于建立健全职工基本医疗保险门诊共济保障机制的指导意见》（国发〔2021〕14 号），进一步健全互助共济、责任共担的职工基本医疗保险制度。

10. 2021 年 9 月，国务院印发《"十四五"全民医疗保障规划的通知》（国发〔2021〕36 号），进一步推进医疗保障高质量发展，保障人民健康，促进共同富裕。

主要指标解释

基本医疗保险参保人数　指报告期末参加职工基本医疗保险和城乡居民基本医疗保险人员的合计。

职工基本医疗保险参保人数　指报告期末按国家有关规定参加基本医疗保险实施统账结合和单建统筹的职工人数和退休人数合计。

城乡居民基本医疗保险参保人数　指报告期末参加城镇居民和农村居民基本医疗保险的人数。

职工基本医疗保险基金收入　指根据国家有关规定,由纳入职工基本医疗保险范围的缴费单位和个人,按国家规定的缴费基数和缴费比例缴纳的基金,以及通过其他方式取得的形成基金来源的款项,包括单位缴纳的社会统筹基金收入、个人缴纳的个人账户基金收入、财政补贴收入、利息收入、其他收入。

职工基本医疗保险基金支出　指按照国家政策规定的开支范围和开支标准从社会统筹基金中支付给参加基本医疗保险的职工和退休人员的医疗保险待遇支出,和从个人账户基金中支付给参加基本医疗保险的职工和退休人员的医疗费用支出,以及其他支出。包括住院医疗费用支出、门急诊医疗费用支出、个人账户基金支出和其他支出。

职工基本医疗保险累计结存　指截至报告期末职工基本医疗保险的社会统筹和个人账户基金累计结存金额。

城乡居民基本医疗保险基金收入　指根据国家有关规定，由纳入城乡居民基本医疗保险范围的个人缴费，以及通过财政补助方式取得的形成基金来源的款项。

城乡居民基本医疗保险基金支出　指按照国家政策规定的开支范围和开支标准从社会统筹基金中支付给参加基本医疗保险的城乡居民的医疗保险待遇支出。包括住院医疗费用支出、门急诊医疗费用支出和其他支出。

城乡居民基本医疗保险累计结余　指截至报告期末城乡居民基本医疗保险的基金累计结余金额。

实施统账结合的职工期末人数　指报告期末参加职工基本医疗保险并实施统账结合办法的职工人数（在经办机构建立个人账户并有单位或个人缴费记录），包括符合医疗照顾人员条件的职工人数。

单建统筹基金的职工期末人数　指报告期末参加职工基本医疗保险但未建立个人账户的职工人数。包括原劳动部门开展的大病医疗费用统筹的职工。

参加基本医疗保险的在职职工人数　指报告期末参加职工基本医疗保险的职工人数，包括符合医疗照顾条件的人员。

参加基本医疗保险的退休职工人数　指报告期末参加职工基本医疗保险的退休人员人数，包括符合医疗照顾条件的人员。

参加基本医疗保险人员的在职退休比　指参加职工基本医疗保险的职工中，在职职工人数与退休职工人数的比例。

企业、事业、机关　指在中华人民共和国境内依法注册、依法登记的机构类型，包括企业、事业、机关单位等。

灵活就业等其他人员参加职工医疗保险人数　指报告期末非全日制、暂时性和弹性工作等以灵活方式就业人员的参加职工基本医疗保险的人数。灵活就业人员指个体工商户及其帮工、自由职业者、失业后未终止社会保险关系等以个人身份参加社会保险的人员。

职工基本医疗保险享受待遇人次数　指年初至报告期末享受职工基本医疗保险待遇的人次数。

职工基本医疗保险普通门（急）诊就诊人次　指报告期内参加职工基本医疗保险人员在定点医疗机构普通门（急）诊就诊的人次数。

职工基本医疗保险普通门（急）诊医疗费　指报告期内参加职工基本医疗保险人员在定点医疗机构普通门（急）诊就诊发生的医疗费用的合计。包括基本医疗保险个人账户、统筹基金、公务员医疗补助资金、大额医疗费用补助资金支付和个人支付的医疗费用。

职工基本医疗保险门诊慢特病就诊人次　指报告期内参加职工基本医疗保险人员在定点医疗机构门诊大病（慢特病）就诊的人次数。

职工基本医疗保险门诊慢特病费用　指报告期内参加职工基本医疗保险人员在定点医疗机构门诊大病（慢特病）就诊发生的医疗费用的合计。包括基本医疗保险个人账户、统筹基金、公务员医疗补助资金、大额医疗费用补助资金支付、大病保险基金支付和个人支付等医疗费用。

职工基本医疗保险住院费用　指报告期内参加职工基本医疗保险的人员在定点医疗机构住院期间所发生的全部医疗费用的合计。包括基本医疗保险个人账户、统筹基金、公务员医疗补助资金、大额医疗费用补助资金支付、个人支付和个人自费的医疗费用。

职工基本医疗保险出院人次　指报告期内参加职工基本医疗保险的人员在定点医疗机构住院治疗出院（包括死亡）的人次数。

职工基本医疗保险住院床日　指报告期内参加职工基本医疗保险职工在定点医疗机构住院治疗累计住院床日数。

药店购药个人账户支付　指按政策规定用个人账户基金支付参保人员在定点药店购药费用，含目录内和目录外。部分省市目录外费用也可用个人账户支付。

职工基本医疗保险住院统筹支付　指报告期内参加职工基本医疗保险人员在定点医疗机构住院期间所发生的医疗费用按规定由统筹基金支付的金额。

职工基本医疗保险异地就医人数　指年初至报告期末本统筹地区职工基本医疗保险参保人员发生异地就医人数。

城乡居民参保人数　指报告期末，按照国务院《关于整合城乡居民基本医疗保险制度的意见》（国发〔2016〕3号）规定，参加医保部门管理的城乡居民基本医疗保险（在经办机构参保登记并已建立当年缴费记录）的人数，由成年人和学生儿童参保人数构成。

成年人参保人数　指报告期末，参加城乡居民基本医疗保险的成年居民人数。

困难成年人参保人数　指报告期末，参加城乡居民基本医疗保险的成年人中，除按国务院规定享受财政补助的成年人以外的，由省及市县规定的纳入地方财政补助范围的其他成年困难居民人数。

中小学生儿童参保人数　指报告期末，参加城乡居民基本医疗保险的中小学生和少年儿童人数。

困难中小学生儿童参保人数　指报告期末，参加城乡居民基本医疗保险的学生儿童中，除按国务院规定享受财政补助的学生儿童以外的，由省及市县规定的纳入地方财政补助范围的其他困难学生儿童人数。

大学生参保人数　指报告期末，参加城乡居民基本医疗保险的全日制本专科、研究生在学的学生人数。

困难大学生参保人数　指报告期末，在参加城乡居民基本医疗保险的大学生人数中，由教育部门核定资格的纳入财政补助范围的困难人员数。

城乡居民基本医疗保险享受待遇人次数　指年初至报告期末按规定享受城乡居民基本医疗保险待遇的人次数。

城乡居民基本医疗保险普通门（急）诊就诊人次　指报告期内参加城乡居民基本医疗保险人员在定点医疗机构普通门（急）诊就诊的人次数。

城乡居民基本医疗保险普通门（急）诊费用　指报告期内参加城乡居民基本医疗保险人员在定点医疗机构发生的普通门（急）诊医疗费用合计。包括基本医疗保险统筹基金、其他补充保险支付和个人支付等费用。

城乡居民基本医疗保险门诊慢特病就诊人次　指报告期内参加城乡居民基本医疗保险的人员在定点医疗机构门诊大病（慢特病）就诊的人次数。

城乡居民基本医疗保险门诊慢特病医疗费　指报告期内参加城乡居民基本医疗保险的人员在定点医疗机构门诊大病（慢特病）就诊发生的医疗费用的合计。包括统筹基金、大病、其他补充和个人支付等费用。

城乡居民基本医疗保险出院人次　指报告期内参加城乡居民基本医疗保险的人员在定点医疗机构住院治疗出院（包括死亡）的人次数。

城乡居民基本医疗保险住院床日　指报告期内参加城乡居民基本医疗保险的人员在定点医疗机构住院治疗累计住院床日数。

城乡居民基本医疗保险住院医疗费　指报告期内参加城乡居民基本医疗保险的人员在定点医疗机构住院期间所发生的医疗费用的合计。包括基本医疗保险统筹基金、大病、其他补充保险和个人支付等费用。

城乡居民基本医疗保险异地就医人数　指年初至报告期末本统筹地区城乡居民基本医疗保险参保人员发生异地就医人数。

1-1-1 全国基本医疗保险参保总体情况

年 份	参保总人数			
	总计 （万人）	职工医保 （万人）	城乡居民医保 （万人）	新农合 （亿人）
1998	1878.7	1878.7	-	-
1999	2065.3	2065.3	-	-
2000	3786.9	3786.9	-	-
2001	7285.9	7285.9	-	-
2002	9401.2	9401.2	-	-
2003	10901.7	10901.7	-	-
2004	20403.6	12403.6	-	0.8
2005	31682.9	13782.9	-	1.8
2006	56731.8	15731.8	-	4.1
2007	94911.4	18020.3	4291.1	7.3
2008	113321.6	19995.6	11826.0	8.2
2009	123447.0	21937.4	18209.6	8.3
2010	126863.0	23734.7	19528.3	8.4
2011	130543.2	25227.1	22116.1	8.3
2012	134141.3	26485.6	27155.7	8.1
2013	137272.5	27443.1	29629.4	8.0
2014	133346.9	28296.0	31450.9	7.4
2015	133581.6	28893.1	37688.5	6.7
2016	74391.5	29531.5	44860.0	-
2017	117681.4	30322.7	87358.7	-
2018	134458.6	31680.8	102777.8	-
2019	135407.4	32924.7	102482.7	-
2020	136131.1	34455.1	101676.0	-
2021	136296.7	35430.9	100865.9	-

注：2016年、2017年不含未整合的新农合参保，2018年起城乡居民医保数据含整合后的新农合参保。

1-1-2 2021年各地区基本医疗保险参保总体情况

单位: 万人

地 区	参保总人数		
	总计	职工医保	城乡居民
全 国	**136296.7**	**35430.9**	**100865.9**
北 京	1886.9	1486.1	400.9
天 津	1175.0	637.6	537.4
河 北	7091.1	1212.0	5879.0
山 西	3246.0	731.1	2515.0
内蒙古	2192.2	564.7	1627.5
辽 宁	3808.3	1571.0	2237.3
吉 林	2290.3	537.5	1752.8
黑龙江	2821.1	884.9	1936.2
上 海	1978.5	1613.4	365.1
江 苏	8063.8	3246.0	4817.8
浙 江	5654.6	2736.0	2918.5
安 徽	6661.9	1010.8	5651.0
福 建	3872.1	933.1	2939.0
江 西	4689.1	610.1	4079.0
山 东	9732.4	2435.6	7296.7
河 南	10339.2	1351.8	8987.4
湖 北	5619.7	1196.1	4423.6
湖 南	6748.7	1025.2	5723.5
广 东	11271.9	4757.1	6514.8
广 西	5249.3	714.8	4534.5
海 南	938.8	245.8	693.0
重 庆	3261.7	795.9	2465.9
四 川	8586.2	1945.8	6640.4
贵 州	4214.5	479.4	3735.0
云 南	4521.9	569.2	3952.6
西 藏	346.0	55.1	291.0
陕 西	3891.6	783.8	3107.8
甘 肃	2587.2	372.3	2214.9
青 海	567.0	114.8	452.1
宁 夏	663.4	159.6	503.8
新 疆	2326.4	654.1	1672.3

1-1-3　全国基本医疗保险基金总体情况

单位：亿元

年　份	基金收入			基金支出			累计结存
	合计	职工	居民	合计	职工	居民	合计
1998	60.6	-	-	53.3	-	-	20.0
1999	89.9	-	-	69.1	-	-	57.6
2000	170.0	-	-	124.5	-	-	109.8
2001	383.6	-	-	244.1	-	-	253.0
2002	607.8	-	-	409.4	-	-	450.7
2003	890.0	-	-	653.9	-	-	670.6
2004	1140.5	-	-	862.2	-	-	957.9
2005	1405.3	-	-	1078.7	-	-	1278.1
2006	1747.1	-	-	1276.7	-	-	1752.4
2007	2257.2	2214.2	43.0	1561.8	1551.7	10.1	2476.9
2008	3040.4	2885.5	154.9	2083.6	2019.7	63.9	3431.7
2009	3671.9	3420.3	251.6	2797.4	2630.1	167.3	4275.9
2010	4308.9	3955.4	353.5	3538.1	3271.6	266.5	5047.1
2011	5539.2	4945.0	594.2	4431.4	4018.3	413.1	6180.0
2012	6938.7	6061.9	876.8	5543.6	4868.5	675.1	7644.5
2013	8248.3	7061.6	1186.6	6801.0	5829.9	971.1	9116.5
2014	9687.2	8037.9	1649.3	8133.6	6696.6	1437.0	10644.8
2015	11192.9	9083.5	2109.4	9312.1	7531.5	1780.6	12542.8
2016	13084.3	10273.7	2810.5	10767.1	8286.7	2480.4	14964.3
2017	17931.6	12278.3	5653.3	14421.7	9466.9	4954.8	19385.6
2018	21384.2	13537.9	7846.4	17822.5	10706.6	7115.9	23439.9
2019	23695.2	15119.8	8575.5	20206.7	12015.7	8191.0	27124.5
2020	24846.1	15731.6	9114.5	21032.1	12867.0	8165.1	31500.0
2021	28732.0	19007.5	9724.5	24048.2	14751.8	9296.4	36178.3

注：2007年以前基金收入为城镇职工基本医疗保险数据。
　　2007年及以后基本医疗保险基金中包括职工基本医疗保险和城乡居民基本医疗保险。
　　2020年起职工基本医疗保险与生育保险合并实施，统一核算，与以往年度统计口径有差异。

1-1-4 2021年各地区基本医疗保险基金总体情况

单位: 亿元

地 区	基金收入			基金支出		
	合计	职工	居民	合计	职工	居民
全 国	28732.0	19007.5	9724.5	24048.2	14751.8	9296.4
北 京	1786.1	1672.5	113.6	1465.6	1358.8	106.8
天 津	440.0	386.6	53.4	385.4	324.1	61.3
河 北	1130.6	608.0	522.5	931.4	462.1	469.3
山 西	566.0	322.5	243.5	460.3	244.2	216.0
内蒙古	432.5	279.9	152.6	342.6	209.2	133.3
辽 宁	810.4	608.8	201.6	698.8	499.1	199.7
吉 林	367.4	226.2	141.2	306.8	175.9	130.9
黑龙江	551.3	379.9	171.5	477.4	308.0	169.4
上 海	1829.1	1730.5	98.6	1133.3	1038.0	95.2
江 苏	2176.3	1614.7	561.6	1854.1	1315.1	539.0
浙 江	2032.6	1549.5	483.1	1632.5	1174.6	457.8
安 徽	906.8	417.8	489.0	817.8	328.1	489.7
福 建	715.4	447.9	267.5	618.7	357.8	260.9
江 西	672.1	268.9	403.3	616.8	225.6	391.2
山 东	1921.5	1223.6	698.0	1827.6	1118.1	709.6
河 南	1399.0	614.7	784.2	1275.1	493.4	781.7
湖 北	1001.9	598.0	403.9	861.6	469.0	392.6
湖 南	956.0	453.2	502.8	806.2	347.9	458.3
广 东	2573.2	1890.5	682.6	2199.3	1572.9	626.4
广 西	731.0	321.4	409.6	677.3	257.9	419.4
海 南	197.2	123.6	73.6	141.4	86.0	55.5
重 庆	605.5	401.6	203.9	504.7	290.7	214.0
四 川	1554.6	962.0	592.6	1247.3	674.3	573.1
贵 州	588.0	261.4	326.6	489.0	187.4	301.6
云 南	760.4	388.4	372.0	640.3	298.9	341.3
西 藏	87.5	63.6	23.9	40.9	25.7	15.2
陕 西	695.6	415.0	280.6	629.8	351.0	278.7
甘 肃	402.7	201.6	201.1	318.8	145.9	172.9
青 海	139.1	94.9	44.2	110.1	66.9	43.2
宁 夏	127.8	78.2	49.7	101.5	54.8	46.7
新 疆	574.5	402.3	172.2	435.8	290.3	145.5

1-1-4 续表

单位：亿元

地 区	当年结余			累计结存			
	合计	职工	居民	合计	职工医保统筹基金	职工医保个人账户	城乡居民
全 国	**4683.8**	**4255.7**	**428.1**	**36178.3**	**17691.4**	**11770.4**	**6716.6**
北 京	320.5	313.7	6.8	1674.2	1611.0	2.1	61.1
天 津	54.6	62.6	-8.0	467.7	245.9	128.4	93.5
河 北	199.2	146.0	53.2	1385.0	618.8	449.3	316.9
山 西	105.8	78.2	27.5	671.8	200.2	308.5	163.1
内蒙古	90.0	70.7	19.3	596.5	297.3	182.2	117.1
辽 宁	111.6	109.7	1.9	881.3	341.5	337.9	201.8
吉 林	60.6	50.3	10.3	542.5	271.3	142.4	128.8
黑龙江	73.9	71.9	2.0	782.1	312.7	277.1	192.3
上 海	695.9	692.5	3.4	3903.4	2410.9	1465.1	27.3
江 苏	322.2	299.6	22.7	2625.7	1118.2	1230.7	276.9
浙 江	400.1	374.9	25.2	2860.2	1712.8	886.5	261.0
安 徽	88.9	89.7	-0.8	867.5	371.0	261.4	235.2
福 建	96.7	90.0	6.7	963.6	356.9	497.1	109.6
江 西	55.3	43.3	12.1	730.9	257.1	175.4	298.5
山 东	93.9	105.6	-11.6	1759.2	1019.9	315.5	423.9
河 南	123.9	121.3	2.5	1200.3	389.9	490.3	320.1
湖 北	140.3	129.0	11.3	1042.8	315.8	438.5	288.5
湖 南	149.8	105.3	44.5	1060.5	373.0	394.4	293.1
广 东	373.9	317.6	56.3	4042.1	2012.5	1300.8	728.9
广 西	53.7	63.5	-9.8	913.9	256.9	256.5	400.5
海 南	55.8	37.6	18.1	277.8	204.2	11.1	62.5
重 庆	100.8	110.8	-10.1	615.7	140.9	304.4	170.5
四 川	307.3	287.7	19.6	2250.4	1187.0	562.4	501.1
贵 州	98.9	74.0	24.9	647.2	214.2	165.4	267.6
云 南	120.2	89.5	30.7	853.9	321.1	292.8	240.0
西 藏	46.5	37.9	8.7	194.2	137.9	36.9	19.4
陕 西	65.9	63.9	1.9	770.7	274.9	330.7	165.1
甘 肃	83.9	55.7	28.2	376.4	152.4	106.1	117.9
青 海	28.9	28.0	1.0	215.2	63.1	105.7	46.5
宁 夏	26.3	23.4	2.9	178.3	119.1	21.6	37.5
新 疆	138.7	111.9	26.7	827.2	383.1	293.4	150.7

1-1-5　2017-2021年跨省异地就医直接结算情况

年　份	住院跨省异地就医直接结算人次（万人次）	住院跨省异地就医直接结算费用（亿元）	住院跨省异地就医直接结算医保报销金额（亿元）	门诊跨省异地就医直接结算人次（万人次）	门诊跨省异地就医直接结算费用（亿元）	门诊跨省异地就医直接结算医保报销金额（亿元）
2017	20.8	48.5	27.9	-	-	-
2018	131.8	319.4	188.5	1.1	0.0	0.0
2019	272.0	648.2	383.2	63.8	1.4	0.9
2020	300.2	742.8	438.7	236.3	6.1	3.4
2021	440.6	1070.2	624.6	949.6	23.8	13.2

注：部分数据实际值过小，因四舍五入的原因造成数据统计值为0.0。

1-2-1　全国职工基本医疗保险参保情况

（按参保模式分）　　　　　　　　　　　　　　　　　　　　单位：万人

年　份	统账结合模式人数	单建统筹模式人数
2012	23811.3	2674.3
2013	24783.5	2659.7
2014	25573.9	2722.2
2015	26007.2	2885.9
2016	26803.1	2728.4
2017	27619.7	2703.0
2018	29000.6	2680.2
2019	30234.9	2689.8
2020	31735.4	2719.7
2021	32713.6	2717.2

1-2-2　2021年各地区职工基本医疗保险参保情况

（按参保模式分）　　　　　　　　　　　　　　　　　　　单位：万人

地　区	统账结合模式人数	单建统筹模式人数
全　国	32713.6	2717.2
北　京	1486.1	0.0
天　津	489.4	148.2
河　北	1212.0	0.0
山　西	730.3	0.7
内蒙古	547.2	17.5
辽　宁	1255.1	315.9
吉　林	465.9	71.6
黑龙江	811.9	73.0
上　海	1613.4	0.0
江　苏	3243.9	2.1
浙　江	2736.0	0.0
安　徽	996.7	14.1
福　建	933.1	0.0
江　西	589.4	20.7
山　东	2378.2	57.5
河　南	1334.5	17.4
湖　北	1146.9	49.2
湖　南	998.6	26.6
广　东	2997.6	1759.5
广　西	711.1	3.7
海　南	245.8	0.0
重　庆	749.9	46.0
四　川	1932.2	13.6
贵　州	479.4	0.0
云　南	564.2	5.0
西　藏	55.1	0.0
陕　西	775.8	8.0
甘　肃	372.3	0.0
青　海	110.9	4.0
宁　夏	159.6	0.0
新　疆	591.1	63.0

1-2-3 全国职工基本医疗保险参保情况

（按在职退休分）   单位：万人

年　份	在职职工人数	退休人员人数	在职退休比
1998	1509.7	369.0	4.1
1999	1509.4	555.9	2.7
2000	2862.8	924.2	3.1
2001	5470.7	1815.2	3.0
2002	6925.8	2475.4	2.8
2003	7974.9	2926.8	2.7
2004	9044.4	3359.2	2.7
2005	10021.7	3761.2	2.7
2006	11580.3	4151.5	2.8
2007	13420.3	4600.0	2.9
2008	14987.7	5007.9	3.0
2009	16410.5	5526.9	3.0
2010	17791.2	5943.5	3.0
2011	18948.5	6278.6	3.0
2012	19861.3	6624.2	3.0
2013	20501.3	6941.8	3.0
2014	21041.3	7254.8	2.9
2015	21362.0	7531.2	2.8
2016	21720.0	7811.6	2.8
2017	22288.4	8034.3	2.8
2018	23307.5	8373.3	2.8
2019	24224.4	8700.4	2.8
2020	25428.8	9026.3	2.8
2021	26106.5	9324.4	2.8

1-2-4 2021年各地区职工基本医疗保险参保情况

（按在职退休分）   单位：万人

地　区	在职职工人数	退休人员人数	在职退休比
全　国	26106.5	9324.4	2.8
北　京	1165.5	320.5	3.6
天　津	415.5	222.1	1.9
河　北	846.0	366.0	2.3
山　西	497.0	234.1	2.1
内蒙古	380.5	184.2	2.1
辽　宁	902.4	668.6	1.4
吉　林	333.3	204.2	1.6
黑龙江	484.3	400.6	1.2
上　海	1084.7	528.7	2.1
江　苏	2403.9	842.0	2.9
浙　江	2188.3	547.8	4.0
安　徽	731.7	279.2	2.6
福　建	757.4	175.6	4.3
江　西	394.9	215.2	1.8
山　东	1811.1	624.5	2.9
河　南	949.7	402.2	2.4
湖　北	838.1	358.0	2.3
湖　南	712.9	312.3	2.3
广　东	4175.8	581.3	7.2
广　西	531.4	183.4	2.9
海　南	179.6	66.2	2.7
重　庆	586.3	209.5	2.8
四　川	1435.4	510.4	2.8
贵　州	357.4	122.1	2.9
云　南	407.4	161.8	2.5
西　藏	43.7	11.3	3.9
陕　西	566.8	217.0	2.6
甘　肃	253.2	119.2	2.1
青　海	76.7	38.1	2.0
宁　夏	119.1	40.5	2.9
新　疆	476.5	177.7	2.7

注：在职退休比未剔除农民工。

1-2-5 全国职工基本医疗保险参保情况

（按单位类型分）   单位：万人

年　份	企业人数	机关、事业人数	灵活就业等其他人员人数
2012	18281.4	5490.7	2713.4
2013	18857.9	5600.8	2984.5
2014	19444.4	5704.9	3146.8
2015	19835.2	5785.8	3272.1
2016	20153.1	5896.3	3482.2
2017	20632.7	5959.9	3730.1
2018	21520.2	6118.7	4042.0
2019	22267.0	6231.9	4425.7
2020	23317.0	6386.7	4751.4
2021	24043.5	6534.7	4852.6

1-2-6　2021年各地区职工基本医疗保险参保情况

（按单位类型分）　　　　　　　　　　　　　　　　　　单位：万人

地　区	企业人数	机关、事业人数	灵活就业等其他人员人数
全　国	**24043.5**	**6534.7**	**4852.6**
北　京	1250.3	149.0	86.7
天　津	455.8	81.6	100.2
河　北	774.0	339.7	98.3
山　西	527.4	197.4	6.3
内蒙古	314.1	181.0	69.6
辽　宁	917.6	234.4	419.0
吉　林	305.7	159.7	72.1
黑龙江	523.8	198.7	162.4
上　海	1485.1	122.3	6.0
江　苏	2372.2	328.1	545.6
浙　江	1938.3	247.8	549.9
安　徽	624.3	241.1	145.5
福　建	691.4	169.0	72.6
江　西	390.5	199.7	19.9
山　东	1664.7	419.3	351.7
河　南	826.4	427.5	98.0
湖　北	730.3	241.9	223.8
湖　南	579.7	317.2	128.3
广　东	3533.3	385.6	838.2
广　西	387.1	255.2	72.5
海　南	174.1	51.5	20.3
重　庆	512.8	134.9	148.2
四　川	1130.5	401.8	413.5
贵　州	265.6	177.6	36.2
云　南	337.5	194.8	37.0
西　藏	20.9	34.1	0.0
陕　西	548.6	213.5	21.7
甘　肃	219.8	147.6	4.9
青　海	61.5	41.9	11.5
宁　夏	105.0	43.1	11.5
新　疆	375.2	197.6	81.3

注：部分数据实际值过小，因四舍五入的原因造成数据统计值为0.0。

1-2-7 全国职工基本医疗保险受益面情况

单位：万人次

年　份	享受待遇人次总数	普通门(急)诊就诊人次	门诊慢特病就诊人次	出院人次
2012	123301.0	108107.9	11707.7	3485.3
2013	134186.5	117814.1	12473.1	3899.3
2014	151871.7	133171.5	14421.3	4279.0
2015	162215.0	141266.0	16328.0	4622.0
2016	171140.7	148771.0	17423.3	4946.4
2017	181407.1	156833.9	19288.7	5284.6
2018	197788.8	170742.4	21408.9	5637.4
2019	212164.7	180584.6	25560.7	6019.4
2020	179053.3	150459.2	23316.3	5277.8
2021	203962.3	172275.1	25786.9	5900.4

1-2-8　各地区职工基本医疗保险受益面情况

单位: 万人次

地　区	享受待遇人次总数	普通门(急)诊就诊人次	退休人次
2020全国	179053.3	150459.2	62718.4
2021全国	203962.3	172275.1	67811.4
北　京	14485.6	14185.9	7206.0
天　津	6314.2	5077.5	2951.3
河　北	5641.9	4457.9	1813.5
山　西	2244.2	1723.8	585.6
内蒙古	1605.6	1214.3	398.2
辽　宁	5949.3	4412.1	2398.8
吉　林	2156.5	1535.7	721.6
黑龙江	2462.3	1784.5	728.4
上　海	16273.9	15629.7	9985.4
江　苏	25508.3	22129.3	8642.9
浙　江	37009.2	35171.8	12399.9
安　徽	3836.8	2910.2	976.1
福　建	5254.7	4116.9	1330.7
江　西	3493.5	2550.4	1036.5
山　东	8274.0	5695.2	2365.6
河　南	3510.5	2461.5	832.2
湖　北	4208.4	3186.8	1251.4
湖　南	1936.8	1133.3	359.8
广　东	20160.3	17058.6	3198.9
广　西	2192.0	1609.5	490.2
海　南	136.8	0.0	0.0
重　庆	6797.5	5535.4	2010.9
四　川	10102.3	7997.9	2661.4
贵　州	2488.0	1965.3	593.8
云　南	3331.1	2452.8	691.5
西　藏	133.4	110.7	28.8
陕　西	3552.0	2758.1	919.4
甘　肃	1112.4	806.8	261.0
青　海	564.0	499.0	164.4
宁　夏	867.3	681.1	288.2
新　疆	2359.6	1423.3	518.9

1-2-8 续表

单位: 万人次

地　区	门诊慢特病就诊人次	退休人次	出院人次	退休人次
2020全国	23316.3	17125.0	5277.8	3170.5
2021全国	25786.9	18739.1	5900.4	3471.7
北　京	140.3	95.0	159.5	89.7
天　津	1160.7	951.7	76.1	53.9
河　北	998.8	735.3	185.3	117.9
山　西	425.6	307.0	94.7	57.2
内蒙古	286.2	196.9	105.2	65.0
辽　宁	1262.0	942.6	275.2	188.0
吉　林	507.3	366.4	113.6	72.6
黑龙江	513.7	331.6	164.1	108.7
上　海	397.4	319.3	246.9	160.7
江　苏	2859.1	2171.4	519.9	310.1
浙　江	1400.7	875.7	436.7	209.7
安　徽	759.0	570.4	167.6	104.5
福　建	1009.5	750.8	128.3	58.0
江　西	812.5	619.7	130.6	87.6
山　东	2145.0	1598.7	433.8	257.1
河　南	780.6	590.1	268.4	169.2
湖　北	775.5	597.7	246.2	152.6
湖　南	558.5	442.9	245.0	156.4
广　东	2632.3	1618.1	469.3	191.6
广　西	455.2	320.3	127.4	77.9
海　南	98.8	73.8	38.0	24.2
重　庆	1084.5	813.5	177.6	110.0
四　川	1737.3	1288.7	367.1	226.9
贵　州	409.0	312.0	113.7	64.3
云　南	727.8	516.0	150.5	92.4
西　藏	16.2	11.7	6.5	3.1
陕　西	624.1	464.5	169.8	104.4
甘　肃	233.7	172.4	71.9	43.9
青　海	41.2	34.4	23.8	15.1
宁　夏	163.5	119.6	22.7	13.5
新　疆	771.3	531.1	165.0	85.4

1-2-9 全国职工基本医疗保险费率水平

单位：%

年　份	费率(应缴/基数总额)	统账结合单位缴费划入个人账户比例
2011	9.0	27.6
2012	9.0	27.5
2013	9.3	27.1
2014	8.9	27.3
2015	9.1	26.8
2016	9.1	26.1
2017	9.0	25.8
2018	9.0	25.1
2019	8.9	28.1
2020	8.5	30.0
2021	9.1	27.6

1-2-10 全国职工基本医疗保险基金收入情况

单位：亿元

年　份	基金总收入	统筹基金收入	个人账户收入
2007	2214.2	1332.6	881.7
2008	2885.5	1757.5	1128.0
2009	3420.3	2099.4	1320.9
2010	3955.4	2376.4	1579.0
2011	4945.0	3015.5	1929.5
2012	6061.9	3720.7	2341.2
2013	7061.6	4284.7	2776.9
2014	8037.9	4911.0	3126.9
2015	9083.5	5686.1	3397.4
2016	10273.7	6249.6	4024.1
2017	12278.3	7643.3	4635.0
2018	13537.9	8241.1	5296.7
2019	15119.8	9279.4	5840.3
2020	15731.6	9145.0	6586.6
2021	19007.5	11866.2	7141.3

注：2020年起职工基本医疗保险基金收入、支出及结余均包含生育保险。

1-2-11　各地区职工基本医疗保险基金收入情况

单位：亿元

地　区	基金总收入	统筹基金收入	个人账户收入
2020全国	15731.6	9145.0	6586.6
2021全国	19007.5	11866.2	7141.3
北　京	1672.5	1214.7	457.7
天　津	386.6	298.7	87.9
河　北	608.0	362.8	245.2
山　西	322.5	168.8	153.7
内蒙古	279.9	175.1	104.9
辽　宁	608.8	360.7	248.1
吉　林	226.2	146.4	79.8
黑龙江	379.9	223.0	156.9
上　海	1730.5	1315.5	415.1
江　苏	1614.7	933.2	681.4
浙　江	1549.5	1018.5	531.0
安　徽	417.8	244.2	173.6
福　建	447.9	245.1	202.8
江　西	268.9	166.9	102.0
山　东	1223.6	776.6	447.0
河　南	614.7	342.5	272.2
湖　北	598.0	331.2	266.8
湖　南	453.2	276.1	177.1
广　东	1890.5	1061.8	828.7
广　西	321.4	190.8	130.7
海　南	123.6	94.9	28.7
重　庆	401.6	223.6	178.0
四　川	962.0	601.8	360.2
贵　州	261.4	159.1	102.3
云　南	388.4	220.8	167.6
西　藏	63.6	44.2	19.4
陕　西	415.0	238.1	176.9
甘　肃	201.6	108.2	93.4
青　海	94.9	35.7	59.2
宁　夏	78.2	46.4	31.8
新　疆	402.3	240.9	161.3

1-2-12 全国职工基本医疗保险基金支出情况

单位：亿元

年 份	基金总支出	统筹基金支出	个人账户支出
2007	1551.7	869.1	682.6
2008	2019.7	1149.0	870.7
2009	2630.1	1561.1	1069.0
2010	3271.6	2032.6	1239.0
2011	4018.3	2509.1	1509.1
2012	4868.5	3060.8	1807.7
2013	5829.9	3668.9	2161.1
2014	6696.6	4160.0	2536.6
2015	7531.5	4654.3	2877.2
2016	8286.7	5041.8	3244.8
2017	9466.9	5763.0	3703.8
2018	10706.6	6494.2	4212.4
2019	12015.7	7291.2	4724.5
2020	12867.0	7930.8	4936.2
2021	14751.8	9322.5	5429.4

注：2020年起职工基本医疗保险基金收入、支出及结余均包含生育保险。

1-2-13 各地区职工基本医疗保险基金支出情况

单位: 亿元

地 区	基金总支出	统筹基金支出	个人账户支出
2020全国	12867.0	7930.8	4936.2
2021全国	14751.8	9322.5	5429.4
北 京	1358.8	901.4	457.4
天 津	324.1	237.5	86.5
河 北	462.1	302.3	159.8
山 西	244.2	138.1	106.2
内 蒙 古	209.2	120.9	88.3
辽 宁	499.1	303.9	195.3
吉 林	175.9	117.5	58.4
黑 龙 江	308.0	184.5	123.5
上 海	1038.0	789.7	248.4
江 苏	1315.1	813.5	501.6
浙 江	1174.6	779.3	395.4
安 徽	328.1	191.4	136.7
福 建	357.8	212.7	145.2
江 西	225.6	149.2	76.4
山 东	1118.1	734.4	383.7
河 南	493.4	303.6	189.8
湖 北	469.0	273.2	195.8
湖 南	347.9	200.5	147.5
广 东	1572.9	976.1	596.8
广 西	257.9	148.3	109.6
海 南	86.0	58.5	27.5
重 庆	290.7	157.7	133.0
四 川	674.3	393.8	280.5
贵 州	187.4	109.8	77.6
云 南	298.9	168.6	130.3
西 藏	25.7	12.8	12.9
陕 西	351.0	224.9	126.1
甘 肃	145.9	81.9	64.0
青 海	66.9	24.9	42.0
宁 夏	54.8	28.1	26.7
新 疆	290.3	183.8	106.6

单位: 亿元

1-2-14 全国职工基本医疗保险基金结存情况

年 份	当期结存				累计结存(亿元)		
	统筹基金		个人账户		统筹基金结存	统筹基金结存(剔除预缴)	个人账户结存
	结存额(亿元)	结存率(%)	积累额(亿元)	积累率(%)			
2007	463.5	34.8	199.1	22.6	1558.2	-	882.6
2008	608.5	34.6	257.4	22.8	2161.2	-	1142.4
2009	538.3	25.6	251.9	19.1	2661.1	2474.3	1394.1
2010	343.8	14.5	340.0	21.5	3007.0	3007.0	1734.1
2011	506.3	16.8	420.4	21.8	3517.8	3517.8	2165.3
2012	659.9	17.7	533.5	22.8	4186.8	4024.2	2697.5
2013	615.9	14.4	615.9	22.2	4806.5	4643.3	3322.9
2014	751.0	15.3	590.3	18.9	5537.2	5351.1	3912.6
2015	1031.8	18.1	520.2	15.3	6568.0	6384.0	4429.0
2016	1207.8	19.3	779.2	19.4	7772.1	7579.1	5199.6
2017	1880.3	24.6	931.1	20.1	9699.1	9699.1	6152.0
2018	1747.0	21.2	1084.3	20.5	11466.3	11371.8	7283.5
2019	1988.2	21.4	1115.9	19.1	13555.6	13478.2	8426.4
2020	1214.3	13.3	1650.3	25.1	15327.5	15283.1	10096.0
2021	2543.7	21.4	1712.0	24.0	17691.4	17626.8	11770.4

1-2-15 2021年各地区职工基本医疗保险基金结存情况

地 区	当期结存				累计结存(亿元)		
	统筹基金		个人账户		统筹基金结存	统筹基金结存(剔除预缴)	个人账户结存
	结存额(亿元)	结存率(%)	积累额(亿元)	积累率(%)			
全 国	2543.7	21.4	1712.0	24.0	17691.4	17626.8	11770.4
北 京	313.3	25.8	0.4	0.1	1611.0	1611.0	2.1
天 津	61.2	20.5	1.4	1.6	245.9	245.9	128.4
河 北	60.6	16.7	85.4	34.8	618.8	618.7	449.3
山 西	30.7	18.2	47.5	30.9	200.2	199.9	308.5
内蒙古	54.1	30.9	16.6	15.8	297.3	296.3	182.2
辽 宁	56.8	15.8	52.8	21.3	341.5	340.4	337.9
吉 林	28.9	19.7	21.4	26.8	271.3	271.3	142.4
黑龙江	38.5	17.3	33.4	21.3	312.7	312.3	277.1
上 海	525.8	40.0	166.7	40.2	2410.9	2410.9	1465.1
江 苏	119.7	12.8	179.9	26.4	1118.2	1102.3	1230.7
浙 江	239.3	23.5	135.6	25.5	1712.8	1694.0	886.5
安 徽	52.8	21.6	36.9	21.3	371.0	368.6	261.4
福 建	32.4	13.2	57.6	28.4	356.9	356.3	497.1
江 西	17.7	10.6	25.6	25.1	257.1	257.1	175.4
山 东	42.3	5.4	63.3	14.2	1019.9	1017.7	315.5
河 南	38.9	11.4	82.4	30.3	389.9	389.1	490.3
湖 北	58.0	17.5	71.0	26.6	315.8	314.8	438.5
湖 南	75.7	27.4	29.6	16.7	373.0	372.9	394.4
广 东	85.7	8.1	231.9	28.0	2012.5	2003.6	1300.8
广 西	42.5	22.3	21.1	16.1	256.9	256.4	256.5
海 南	36.4	38.4	1.2	4.2	204.2	204.2	11.1
重 庆	65.9	29.5	45.0	25.3	140.9	140.9	304.4
四 川	208.0	34.6	79.7	22.1	1187.0	1176.9	562.4
贵 州	49.3	31.0	24.7	24.1	214.2	213.9	165.4
云 南	52.2	23.6	37.3	22.2	321.1	321.0	292.8
西 藏	31.4	71.0	6.5	33.6	137.9	137.9	36.9
陕 西	13.1	5.5	50.8	28.7	274.9	274.9	330.7
甘 肃	26.3	24.3	29.5	31.5	152.4	152.4	106.1
青 海	10.8	30.2	17.2	29.1	63.1	63.1	105.7
宁 夏	18.3	39.4	5.1	16.0	119.1	119.1	21.6
新 疆	57.2	23.7	54.8	34.0	383.1	383.1	293.4

1-2-16　全国职工基本医疗保险医疗费支出情况

单位：亿元

年　份	医疗费合计	普通门(急)诊医疗费	退休人员医疗费	门诊慢特病医疗费	退休人员医疗费	住院医疗费	退休人员医疗费
2013	6145.9	1788.7	-	577.7	-	3779.5	-
2014	7082.9	2091.4	-	671.7	-	4319.8	-
2015	7888.0	2306.0	-	769.0	-	4813.0	-
2016	8764.2	2565.5	1215.4	844.4	567.9	5354.3	3483.4
2017	9570.6	2824.4	1329.7	932.9	629.1	5813.3	3785.2
2018	10494.8	3123.3	1438.0	1068.2	723.4	6303.3	4094.7
2019	11971.3	3517.5	1574.9	1298.3	881.9	7155.6	4596.9
2020	11281.1	3254.9	1479.8	1346.3	919.6	6680.0	4283.9
2021	12936.5	3763.6	1607.6	1533.1	1033.3	7639.8	4820.5

1-2-17 2021年各地区职工基本医疗保险医疗费支出情况

单位：亿元

地 区	医疗费合计	退休人员医疗费	住院医疗费	退休人员医疗费	普通门(急)诊医疗费	门诊慢特病医疗费	个人账户在药店购药费用
全 国	12936.5	7461.4	7639.8	4820.5	3763.6	1533.1	2060.9
北 京	1103.2	652.1	370.2	242.5	674.0	59.0	0.0
天 津	382.0	256.6	146.6	106.4	158.7	76.7	8.9
河 北	384.3	238.3	261.0	174.3	71.7	51.6	106.7
山 西	151.9	91.5	104.9	68.2	24.5	22.6	60.4
内 蒙 古	171.5	99.5	118.6	75.4	31.8	21.1	57.5
辽 宁	472.4	311.7	326.6	224.7	83.6	62.3	137.9
吉 林	207.6	130.0	153.7	101.0	27.0	27.0	46.1
黑 龙 江	272.4	169.7	199.2	132.0	40.4	32.8	72.8
上 海	1118.2	782.2	549.8	411.1	506.5	61.9	29.9
江 苏	1240.9	684.2	704.4	440.4	405.9	130.6	207.3
浙 江	1218.3	574.6	553.6	313.5	579.2	85.5	112.2
安 徽	284.4	171.8	192.0	123.6	45.2	47.1	68.6
福 建	313.2	146.9	161.5	85.2	110.2	41.5	54.4
江 西	224.1	145.3	154.9	107.2	35.7	33.5	41.1
山 东	799.6	492.3	564.4	353.7	93.6	141.6	141.2
河 南	394.1	240.6	304.7	196.8	48.7	40.7	91.4
湖 北	447.2	266.3	310.6	196.7	79.4	57.3	100.9
湖 南	302.8	192.4	245.0	163.1	26.7	31.1	56.9
广 东	1106.8	453.6	675.7	318.1	283.9	147.2	25.2
广 西	201.2	115.0	142.9	92.4	39.1	19.2	53.5
海 南	62.1	41.7	52.5	35.1	0.0	9.7	0.0
重 庆	338.0	195.5	195.9	130.3	79.1	63.0	67.5
四 川	573.8	335.3	378.1	247.9	113.5	82.2	136.5
贵 州	163.0	94.7	114.1	72.1	27.2	21.8	59.5
云 南	227.3	132.2	143.6	94.6	46.3	37.3	87.7
西 藏	15.8	7.3	8.7	4.7	5.0	2.2	7.9
陕 西	291.4	174.4	185.4	114.9	46.8	59.2	77.9
甘 肃	108.2	64.1	75.4	48.5	18.9	13.8	47.4
青 海	45.7	26.1	29.5	19.9	13.6	2.7	19.3
宁 夏	41.7	24.6	24.8	16.3	9.1	7.8	15.2
新 疆	273.3	151.1	191.7	110.1	38.2	43.4	69.3

注：部分数据实际值过小，因四舍五入的原因造成数据统计值为0.0。

1-2-18 2021年各地区职工基本医疗保险在职、退休人员医疗费支出情况

单位：亿元

地　区	在职职工	住　院	退休人员
全　国	**5475.1**	**2819.3**	**7461.4**
北　京	451.2	127.7	652.1
天　津	125.4	40.2	256.6
河　北	146.0	86.7	238.3
山　西	60.5	36.7	91.5
内蒙古	72.0	43.2	99.5
辽　宁	160.7	101.9	311.7
吉　林	77.6	52.7	130.0
黑龙江	102.7	67.2	169.7
上　海	336.0	138.7	782.2
江　苏	556.8	264.0	684.2
浙　江	643.8	240.1	574.6
安　徽	112.6	68.4	171.8
福　建	166.3	76.4	146.9
江　西	78.8	47.7	145.3
山　东	307.3	210.7	492.3
河　南	153.5	107.9	240.6
湖　北	181.0	113.9	266.3
湖　南	110.5	81.9	192.4
广　东	653.2	357.6	453.6
广　西	86.3	50.5	115.0
海　南	20.4	17.4	41.7
重　庆	142.5	65.5	195.5
四　川	238.4	130.3	335.3
贵　州	68.3	42.0	94.7
云　南	95.1	49.1	132.2
西　藏	8.6	4.0	7.3
陕　西	117.0	70.5	174.4
甘　肃	44.1	26.9	64.1
青　海	19.7	9.6	26.1
宁　夏	17.0	8.5	24.6
新　疆	122.2	81.6	151.1

1-2-19 全国职工基本医疗保险住院情况

年　份	住院医疗费支出分布情况(亿元)			次均住院费(元)		
	三级医疗机构	二级医疗机构	一级及以下医疗机构	三级医疗机构	二级医疗机构	一级及以下医疗机构
2012	2039.7	955.3	251.1	12301.0	7368.2	4730.9
2013	2407.2	1082.4	289.8	12679.9	7670.1	4915.7
2014	-	-	-	-	-	-
2015	3207.0	1267.0	339.0	13623.0	7951.0	5027.0
2016	3612.3	1374.2	367.8	13997.9	8198.5	5332.9
2017	3959.9	1462.0	391.5	14085.8	8296.7	5504.0
2018	4362.7	1532.7	407.9	14146.6	8379.2	5631.8
2019	5129.7	1641.0	384.9	14749.6	8660.3	5951.6
2020	4810.3	1513.7	355.9	15659.9	9088.5	6584.6
2021	5637.5	1534.0	468.2	15588.0	9284.0	7415.0

1-2-19　续表

年　份	次均住院床日(天)		
	三级医疗机构	二级医疗机构	一级及以下医疗机构
2012	13.5	14.0	13.4
2013	12.8	13.5	12.5
2014	-	-	-
2015	12.1	12.4	11.8
2016	11.7	12.1	12.0
2017	11.3	12.5	12.2
2018	10.8	11.7	12.3
2019	10.1	11.2	12.7
2020	9.9	11.3	14.0
2021	9.1	10.8	13.2

1-2-20　各地区职工基本医疗保险住院情况

单位：亿元

地　区	住院医疗费支出分布情况		
	三级医疗机构	二级医疗机构	一级及以下医疗机构
2020全国	4810.3	1513.7	355.9
2021全国	5637.5	1534.0	468.2
北　京	322.8	37.2	10.3
天　津	129.9	14.2	2.5
河　北	169.7	56.9	34.4
山　西	75.6	24.3	5.1
内蒙古	100.4	17.0	1.2
辽　宁	275.8	42.1	8.7
吉　林	115.7	20.8	17.2
黑龙江	167.0	26.8	5.3
上　海	270.5	214.8	64.5
江　苏	508.1	158.9	37.5
浙　江	412.1	99.9	41.6
安　徽	152.1	35.2	4.7
福　建	134.9	22.7	4.0
江　西	115.5	34.2	5.2
山　东	416.7	129.8	18.0
河　南	198.1	59.1	47.5
湖　北	253.4	45.9	11.4
湖　南	150.5	66.7	27.8
广　东	535.2	86.9	53.6
广　西	114.1	25.1	3.7
海　南	41.0	10.5	1.1
重　庆	108.3	76.5	11.1
四　川	272.7	78.7	26.8
贵　州	89.0	21.4	3.8
云　南	104.0	32.0	7.6
西　藏	7.6	0.3	0.8
陕　西	142.7	38.0	4.7
甘　肃	55.6	18.1	1.7
青　海	23.9	4.6	0.9
宁　夏	20.6	3.9	0.3
新　疆	154.2	31.9	5.6

1-2-20 续表

地 区	次均住院费(元)			次均住院床日(天)		
	三 级医疗机构	二 级医疗机构	一级及以下医疗机构	三 级医疗机构	二 级医疗机构	一级及以下医疗机构
2020全国	**15659.9**	**9088.5**	**6584.6**	**9.9**	**11.3**	**14.0**
2021全国	**15588.0**	**9284.0**	**7415.0**	**9.1**	**10.8**	**13.2**
北 京	23246.0	22233.0	26254.0	8.4	16.6	29.1
天 津	20684.0	13193.0	9885.0	8.1	13.2	21.6
河 北	18796.0	9385.0	10011.0	9.6	10.3	11.9
山 西	13657.0	7985.0	5624.0	11.0	11.8	10.9
内蒙古	13091.0	6511.0	5012.0	8.7	8.2	9.4
辽 宁	13850.0	7522.0	4302.0	9.4	10.9	10.6
吉 林	15860.0	7912.0	11912.0	11.7	11.6	10.3
黑龙江	14542.0	6866.0	5249.0	10.1	10.5	9.4
上 海	21157.0	21002.0	38384.0	6.0	13.6	77.4
江 苏	16408.0	10583.0	6235.0	9.2	10.3	15.8
浙 江	13718.0	9679.0	12568.0	7.6	11.4	24.2
安 徽	13551.0	7567.0	5361.0	9.8	10.2	9.7
福 建	14640.0	7744.0	5758.0	8.8	11.0	10.6
江 西	15493.0	7731.0	4420.0	9.5	9.8	9.0
山 东	16104.0	9259.0	5142.0	9.0	10.8	11.4
河 南	14722.0	8005.0	7913.0	10.1	10.6	9.7
湖 北	15385.0	8198.0	4454.0	9.8	11.0	9.7
湖 南	12726.0	7794.0	6745.0	10.1	12.1	9.7
广 东	17167.0	9461.0	8163.0	7.8	9.0	10.5
广 西	13649.0	7510.0	3553.0	9.6	9.7	8.2
海 南	16419.0	9857.0	4293.0	9.0	8.5	9.4
重 庆	17360.0	8808.0	3903.0	10.3	11.7	9.3
四 川	13373.0	7860.0	4244.0	10.5	12.5	9.4
贵 州	14788.0	5483.0	2574.0	10.1	9.6	8.8
云 南	12830.0	5994.0	4763.0	9.8	9.6	8.8
西 藏	14317.0	8735.0	9003.0	10.1	8.7	7.5
陕 西	14473.0	6841.0	2995.0	8.7	9.4	8.9
甘 肃	12617.0	7256.0	5814.0	9.6	9.3	9.8
青 海	13799.0	8338.0	9853.0	9.7	9.3	11.6
宁 夏	13920.0	5517.0	3104.0	8.5	9.0	9.9
新 疆	14746.4	6828.0	4071.0	8.6	8.7	8.8

1-2-21 全国职工基本医疗保险异地就医待遇享受情况

年　份	异地就医人数 （万人）	异地就医人次 （万人次）	普通门(急)诊人次	门诊慢特病人次	出院人次
2012	370.4	1107.9	660.1	144.8	303.0
2013	430.9	1515.0	998.1	178.0	338.9
2014	511.1	1897.5	1316.9	217.2	363.3
2015	548.0	2297.0	1637.0	268.0	392.0
2016	599.5	2771.5	2002.7	327.5	441.3
2017	739.6	3799.1	2965.8	355.6	477.7
2018	806.5	3656.1	2698.7	408.0	549.5
2019	984.1	4372.3	3215.9	503.4	653.0
2020	1002.9	4831.1	3730.9	491.3	608.9
2021	1462.7	6433.8	4930.4	717.5	785.9

1-2-22 2021年各地区职工基本医疗保险异地就医待遇享受情况

地 区	异地就医人数（万人）	省外就医人数	异地就医人次（万人次）	普通门(急)诊人次（万人次）	门诊慢特病人次（万人次）	出院人次（万人次）
全 国	1462.7	297.2	6433.8	4930.4	717.5	785.9
北 京	11.3	11.3	45.0	36.0	0.9	8.1
天 津	9.3	9.2	40.0	34.6	0.8	4.6
河 北	64.3	20.4	211.6	159.1	24.8	27.7
山 西	28.4	5.9	102.8	74.8	13.0	15.0
内蒙古	40.6	15.7	63.7	39.1	2.9	21.7
辽 宁	38.4	10.9	138.9	100.3	5.2	33.4
吉 林	16.8	4.4	83.6	50.8	16.1	16.7
黑龙江	32.2	18.0	50.5	8.9	5.1	36.5
上 海	19.9	19.9	73.6	65.6	1.9	6.1
江 苏	77.1	28.2	541.8	392.9	98.0	51.0
浙 江	319.9	34.3	2413.8	2195.0	134.8	84.0
安 徽	27.1	14.9	67.3	26.9	10.6	29.9
福 建	79.0	4.3	362.0	269.6	70.9	21.5
江 西	30.8	10.3	137.4	86.2	28.2	23.0
山 东	32.8	11.9	72.1	13.1	14.9	44.1
河 南	27.2	6.9	469.6	337.7	67.5	64.4
湖 北	20.1	5.4	31.4	2.4	4.7	24.3
湖 南	24.2	4.0	38.5	3.1	7.2	28.3
广 东	38.2	3.9	72.7	4.3	17.0	51.5
广 西	54.7	2.3	157.8	108.8	30.0	19.0
海 南	2.4	2.4	4.4	0.0	1.3	3.1
重 庆	9.4	9.4	40.1	34.3	1.8	4.0
四 川	168.6	11.6	475.7	388.5	40.9	46.3
贵 州	30.5	4.5	130.0	107.4	6.5	16.2
云 南	161.8	2.1	255.4	189.9	44.9	20.6
西 藏	2.9	2.9	5.4	0.0	1.9	3.5
陕 西	14.6	3.1	62.1	40.6	6.3	15.2
甘 肃	14.9	5.3	20.0	2.1	2.4	15.5
青 海	11.3	2.6	120.7	94.6	12.9	13.2
宁 夏	1.3	1.3	2.4	0.6	0.4	1.4
新 疆	53.0	9.9	143.6	63.4	43.8	36.4

1-2-23 全国职工基本医疗保险异地就医费用情况

年 份	异地就医 总费用 (亿元)	普通门(急)诊	门诊慢特病	住院	次均费用(元)		
					普通门(急)诊	门诊慢特病	住院
2012	465.2	-	-	-	273.7	1350.9	14109.9
2013	546.8	-	-	-	255.2	1192.0	14756.7
2014	643.7	-	-	-	255.6	1229.9	16056.4
2015	724.0	-	-	-	249.0	1173.0	16627.0
2016	832.5	-	-	-	239.0	1120.4	16946.1
2017	948.8	-	-	-	223.5	1090.9	17660.8
2018	1085.0	-	-	-	244.5	1179.4	17669.6
2019	1339.3	81.5	60.9	1196.8	253.5	1210.5	18328.3
2020	1338.3	86.0	64.8	1187.5	230.6	1317.8	19504.1
2021	1662.9	126.2	79.9	1456.8	256.0	1113.0	18537.0

1-2-24　2021年各地区职工基本医疗保险异地就医费用情况

单位：亿元

地　区	异地就医总费用	普通门(急)诊	门诊慢特病	住院
全　国	**1662.9**	**126.2**	**79.9**	**1456.8**
北　京	19.4	4.5	0.7	14.2
天　津	11.3	1.8	0.6	9.0
河　北	75.7	4.2	3.4	68.1
山　西	31.5	1.2	0.9	29.4
内蒙古	51.5	1.7	1.4	48.4
辽　宁	67.3	2.1	1.3	63.9
吉　林	37.9	1.0	1.3	35.6
黑龙江	71.1	1.0	2.0	68.1
上　海	12.7	3.0	0.2	9.5
江　苏	130.1	9.6	4.0	116.5
浙　江	204.0	48.3	14.1	141.6
安　徽	66.9	1.1	4.6	61.2
福　建	51.7	8.5	4.8	38.3
江　西	51.6	1.9	3.9	45.8
山　东	104.1	1.0	4.2	98.9
河　南	75.3	8.1	2.4	64.8
湖　北	55.9	0.4	0.8	54.7
湖　南	51.7	0.4	1.3	50.1
广　东	126.5	0.3	6.3	120.0
广　西	37.3	3.4	2.4	31.5
海　南	6.9	0.0	0.3	6.5
重　庆	8.2	0.6	0.6	7.1
四　川	81.7	8.3	5.7	67.6
贵　州	34.0	2.0	1.8	30.2
云　南	37.7	4.7	3.7	29.3
西　藏	5.3	0.0	0.8	4.5
陕　西	30.4	0.9	0.6	28.9
甘　肃	22.7	0.1	0.5	22.1
青　海	24.5	3.5	1.2	19.8
宁　夏	3.8	0.0	0.2	3.6
新　疆	74.5	3.0	3.9	67.6

注：部分数据实际值过小，因四舍五入的原因造成数据统计值为0.0。

1-2-24 续表

单位: 元

地　区	次均费用		
	普通门(急)诊	门诊慢特病	住院
全　国	**256.0**	**1113.0**	**18537.0**
北　京	1236.0	7822.0	17526.0
天　津	512.0	7064.0	19648.0
河　北	265.0	1366.0	24619.0
山　西	165.0	675.0	19557.0
内蒙古	426.0	4899.0	22331.0
辽　宁	210.0	2446.0	19106.0
吉　林	190.0	790.0	21343.0
黑龙江	1079.0	3940.0	18660.0
上　海	451.0	1064.0	15642.0
江　苏	244.0	412.0	22861.0
浙　江	220.0	1049.0	16866.0
安　徽	419.0	4363.0	20462.0
福　建	317.0	683.0	17786.0
江　西	220.0	1375.0	19917.0
山　东	731.0	2833.0	22444.0
河　南	238.0	351.0	10066.0
湖　北	1781.0	1684.0	22492.0
湖　南	1186.0	1767.0	17707.0
广　东	594.0	3689.0	23321.0
广　西	311.0	797.0	16624.0
海　南	-	2623.0	21263.0
重　庆	160.0	3343.0	17857.0
四　川	215.0	1396.0	14603.0
贵　州	184.0	2823.0	18597.0
云　南	245.0	814.0	14231.0
西　藏	-	4182.0	12670.0
陕　西	212.0	928.0	19065.0
甘　肃	-	2098.0	14266.0
青　海	368.0	964.0	15023.0
宁　夏	-	5050.0	26135.0
新　疆	477.9	881.4	18575.0

1-3-1 全国城乡居民基本医疗保险参保情况

单位: 万人

年 份	参 保 总人数	困难人群 总 计	参保人群分类						
			成年人	困难人群	中小学生 和儿童	困难人群	大学生	困难人群
2017	87358.7	7649.3	64560.7	6447.5	20613.7	1142.9	2184.3	58.9
2018	89735.7	8688.0	66285.5	7342.9	21368.2	1296.8	2082.0	48.3
2019	102482.7	9504.2	76941.6	7966.2	23518.7	1488.6	2022.4	49.4
2020	101676.0	9549.4	75010.4	8079.9	24610.1	1404.8	2055.5	64.6
2021	100865.9	10234.6	74304.8	8656.2	24567.6	1493.6	1993.5	84.8

注: 2017-2018年数据不含未整合的新农合。

1-3-2　2021年各地区城乡居民基本医疗保险参保情况

单位：万人

地　区	参保总人数	参保人群分类		
		困难人群总计	成年人	
				困难人群
全　国	**100865.9**	**10234.6**	**74304.8**	**8656.2**
北　京	400.9	34.1	154.8	30.3
天　津	537.4	38.6	283.5	25.9
河　北	5879.0	222.4	4767.0	201.8
山　西	2515.0	176.6	1953.4	145.6
内蒙古	1627.5	163.2	1263.9	151.7
辽　宁	2237.3	134.8	1630.8	121.9
吉　林	1752.8	490.3	1385.3	486.3
黑龙江	1936.2	165.6	1588.1	154.2
上　海	365.1	15.1	97.7	15.1
江　苏	4817.8	347.1	3218.9	293.0
浙　江	2918.5	146.2	1928.3	130.4
安　徽	5651.0	539.7	4586.5	502.4
福　建	2939.0	118.8	2082.2	98.3
江　西	4079.0	366.6	2882.2	297.4
山　东	7296.7	420.2	5214.7	390.2
河　南	8987.4	487.6	6714.1	387.8
湖　北	4423.6	749.9	3307.8	650.9
湖　南	5723.5	541.5	4548.5	465.0
广　东	6514.8	387.8	4526.0	338.3
广　西	4534.5	446.0	3298.6	358.3
海　南	693.0	29.8	456.7	22.8
重　庆	2465.9	342.4	1847.1	290.4
四　川	6640.4	669.8	5103.5	596.3
贵　州	3735.0	892.0	2621.2	676.7
云　南	3952.6	1212.2	2887.6	963.1
西　藏	291.0	14.3	198.5	9.1
陕　西	3107.8	195.3	2324.8	156.2
甘　肃	2214.9	504.7	1709.9	426.2
青　海	452.1	35.6	319.9	27.7
宁　夏	503.8	109.5	345.0	85.2
新　疆	1672.3	237.2	1058.5	157.6

1-3-2 续表

单位: 万人

地 区	参保人群分类			
	中小学生和儿童	困难人群	大学生	困难人群
全 国	**24567.6**	**1493.6**	**1993.5**	**84.8**
北 京	234.3	3.4	11.7	0.5
天 津	186.1	3.2	67.9	9.5
河 北	1075.0	20.5	37.1	0.1
山 西	534.6	27.8	26.9	3.2
内 蒙 古	335.4	11.4	28.1	0.1
辽 宁	517.5	11.1	89.1	1.8
吉 林	341.0	4.0	26.5	0.0
黑 龙 江	326.1	11.2	22.0	0.2
上 海	207.3	0.0	60.1	0.0
江 苏	1408.4	51.4	190.6	2.6
浙 江	888.8	14.9	101.4	0.8
安 徽	978.1	34.0	86.4	3.3
福 建	823.0	16.3	33.8	4.2
江 西	1076.1	69.1	120.7	0.1
山 东	1937.2	29.8	144.8	0.2
河 南	2220.7	98.8	52.6	0.9
湖 北	998.8	98.8	116.9	0.2
湖 南	1053.7	71.0	121.3	5.6
广 东	1831.6	46.3	157.3	3.2
广 西	1202.0	87.6	33.9	0.2
海 南	235.2	7.0	1.1	0.0
重 庆	586.3	40.4	32.5	11.6
四 川	1407.7	73.1	129.3	0.4
贵 州	1027.3	192.3	86.6	23.0
云 南	988.7	241.0	76.3	8.1
西 藏	90.1	5.2	2.4	0.0
陕 西	701.0	38.1	82.0	0.9
甘 肃	472.7	75.5	32.2	2.9
青 海	132.2	7.9	0.1	0.0
宁 夏	158.6	24.3	0.3	0.0
新 疆	592.2	78.5	21.6	1.1

注: 部分数据实际值过小, 因四舍五入的原因造成数据统计值为0.0。

1-3-3 全国城乡居民基本医疗保险基金收支及结余情况

年 份	基金总收入(亿元)			基金总支出(亿元)	基金结存(亿元)		可支付月数(个)
	收入总额	个人缴费	财政补助	支出总额	当期结存	累计结存	
2009	251.6	84.7	155.2	167.3	84.3	220.7	15.8
2010	353.5	102.8	231.1	266.5	87.0	306.0	13.8
2011	594.2	134.3	442.0	413.1	181.1	496.8	14.4
2012	876.8	178.6	672.4	675.1	201.6	760.3	13.5
2013	1186.6	242.9	909.5	971.1	215.5	987.1	12.2
2014	1649.3	341.5	1264.3	1437.0	212.3	1195.0	10.0
2015	2109.4	476.1	1585.4	1780.6	328.8	1545.7	10.4
2016	2810.5	680.3	2044.6	2480.4	330.1	1992.6	9.6
2017	5653.3	1491.3	3942.6	4954.8	698.5	3534.6	8.6
2018	6971.5	2395.8	4446.1	6276.9	694.6	4372.3	8.4
2019	8575.5	2737.1	5732.8	8191.0	384.5	5142.5	7.5
2020	9114.5	3029.0	5936.2	8165.1	949.4	6076.5	8.9
2021	9724.5	3242.1	6272.3	9296.4	428.1	6716.6	8.7

注：2018年及以前不含未整合的新农合。

1-3-4　2021年各地区城乡居民基本医疗保险基金收支及结余情况

地　区	基金总收入 (亿元)	基金总支出 (亿元)	基金结存(亿元)		可支付月数 (个)
			当期结存	累计结存	
全　国	9724.5	9296.4	428.1	6716.6	8.7
北　京	113.6	106.8	6.8	61.1	6.9
天　津	53.4	61.3	-8.0	93.5	18.3
河　北	522.5	469.3	53.2	316.9	8.1
山　西	243.5	216.0	27.5	163.1	9.1
内蒙古	152.6	133.3	19.3	117.1	10.5
辽　宁	201.6	199.7	1.9	201.8	12.1
吉　林	141.2	130.9	10.3	128.8	11.8
黑龙江	171.5	169.4	2.0	192.3	13.6
上　海	98.6	95.2	3.4	27.3	3.4
江　苏	561.6	539.0	22.7	276.9	6.2
浙　江	483.1	457.8	25.2	261.0	6.8
安　徽	489.0	489.7	-0.8	235.2	5.8
福　建	267.5	260.9	6.7	109.6	5.0
江　西	403.3	391.2	12.1	298.5	9.2
山　东	698.0	709.6	-11.6	423.9	7.2
河　南	784.2	781.7	2.5	320.1	4.9
湖　北	403.9	392.6	11.3	288.5	8.8
湖　南	502.8	458.3	44.5	293.1	7.7
广　东	682.6	626.4	56.3	728.9	14.0
广　西	409.6	419.4	-9.8	400.5	11.5
海　南	73.6	55.5	18.1	62.5	13.5
重　庆	203.9	214.0	-10.1	170.5	9.6
四　川	592.6	573.1	19.6	501.1	10.5
贵　州	326.6	301.6	24.9	267.6	10.6
云　南	372.0	341.3	30.7	240.0	8.4
西　藏	23.9	15.2	8.7	19.4	15.3
陕　西	280.6	278.7	1.9	165.1	7.1
甘　肃	201.1	172.9	28.2	117.9	8.2
青　海	44.2	43.2	1.0	46.5	12.9
宁　夏	49.7	46.7	2.9	37.5	9.6
新　疆	172.2	145.5	26.7	150.7	12.4

1-3-5　全国城乡居民基本医疗保险受益面情况

单位：万人次

年　份	享受待遇人次总数	普通门(急)诊就诊人次	门诊慢特病就诊人次	出院人次
2012	23223.0	20563.8	856.4	1802.8
2013	32952.6	29329.6	1238.3	2384.7
2014	41640.3	37017.4	1822.0	2800.9
2015	58188.0	51607.0	2670.0	3911.0
2016	79186.5	69960.5	3726.9	5499.0
2017	149291.2	128913.3	8105.8	12272.1
2018	161857.3	136964.3	11244.3	13649.0
2019	216915.2	181066.5	18792.8	17055.9
2020	198680.0	161825.2	21500.5	15354.4
2021	208069.9	168280.0	24442.0	15347.9

1-3-6 2021年各地区城乡居民基本医疗保险受益面情况

单位：万人次

地 区	享受待遇人次总数	普通门(急)诊就诊人次	门诊慢特病就诊人次	出院人次
全 国	208069.9	168280.0	24442.0	15347.9
北 京	2832.0	2768.7	24.8	38.6
天 津	946.3	729.8	168.5	48.1
河 北	5236.1	3115.7	1435.6	684.8
山 西	2118.1	1171.3	672.8	274.0
内蒙古	720.9	356.4	151.9	212.6
辽 宁	2504.2	1946.1	298.7	259.5
吉 林	1184.5	518.6	449.1	216.8
黑龙江	944.2	451.4	257.2	235.6
上 海	3005.0	2941.1	38.5	25.4
江 苏	23034.2	20946.9	1362.1	725.2
浙 江	29159.9	27030.7	1643.7	485.4
安 徽	9010.3	6396.6	1888.2	725.5
福 建	6847.3	4440.1	2025.2	381.9
江 西	9049.3	7151.6	1242.8	654.9
山 东	14914.2	11941.7	1800.1	1172.5
河 南	15048.3	11643.7	2174.6	1230.0
湖 北	9817.1	8242.9	819.8	754.3
湖 南	4824.8	3210.1	516.9	1097.8
广 东	10593.1	8147.2	1666.2	779.7
广 西	5909.8	4064.6	1089.4	755.8
海 南	944.7	785.4	85.7	73.6
重 庆	8732.9	7363.5	851.3	518.1
四 川	8636.7	6148.9	1192.8	1295.1
贵 州	9135.4	7938.1	499.7	697.6
云 南	13608.0	12007.4	822.6	778.0
西 藏	62.2	29.8	9.6	22.8
陕 西	3207.5	2301.5	450.3	455.7
甘 肃	2186.0	1476.2	362.2	347.7
青 海	383.7	258.2	52.1	73.4
宁 夏	1030.7	795.4	167.2	68.2
新 疆	2442.6	1960.5	222.6	259.6

1-3-7 全国城乡居民基本医疗保险实际人均筹资情况

单位：元

年 份	参保居民人均筹资水平	个人缴费	财政补助
2012	312	68	244
2013	359	78	281
2014	409	85	324
2015	515	112	403
2016	590	148	442
2017	605	166	439
2018	693	197	497
2019	781	235	546
2020	833	274	559
2021	889	304	585

1-3-8　2021年各地区城乡居民基本医疗保险实际人均筹资情况

单位：元

地　区	参保居民人均筹资水平	成年人	中小学生和儿童	大学生
全　国	**889**	**898**	**863**	**837**
北　京	2598	3498	2031	2031
天　津	855	891	822	791
河　北	788	793	763	857
山　西	851	857	827	944
内蒙古	899	906	878	849
辽　宁	847	875	765	788
吉　林	684	706	600	581
黑龙江	860	858	869	879
上　海	2682	5653	1898	558
江　苏	1069	1130	934	1011
浙　江	1457	1610	1246	401
安　徽	837	837	842	815
福　建	878	886	853	1002
江　西	896	899	888	902
山　东	886	895	867	814
河　南	788	798	745	1028
湖　北	840	850	835	598
湖　南	816	814	823	839
广　东	944	988	823	1086
广　西	847	867	790	834
海　南	853	854	850	861
重　庆	886	887	888	852
四　川	852	866	801	809
贵　州	835	835	836	838
云　南	836	842	817	833
西　藏	629	642	593	908
陕　西	819	822	814	788
甘　肃	870	893	796	820
青　海	951	947	960	1088
宁　夏	866	864	870	878
新　疆	910	914	906	880

1-3-9 各地区城乡居民基本医疗保险医疗费支出情况

地　区	医疗费合计	普通门(急)诊医疗费	门诊慢特病医疗费	住院医疗费
2020全国	14080.4	1473.4	1020.3	11586.7
2021全国	15107.2	1593.3	1200.9	12313.0
北　京	179.2	87.6	9.0	82.6
天　津	97.7	15.3	11.4	70.9
河　北	771.4	29.4	71.2	670.8
山　西	259.9	6.7	26.1	227.1
内蒙古	189.4	6.0	12.6	170.9
辽　宁	287.4	25.4	20.9	241.1
吉　林	282.3	6.4	30.1	245.9
黑龙江	250.0	7.5	16.7	225.8
上　海	139.7	80.4	1.8	57.5
江　苏	1019.0	211.2	59.6	748.2
浙　江	930.8	312.5	68.1	550.2
安　徽	811.4	46.7	104.9	659.8
福　建	497.3	62.9	66.4	368.1
江　西	587.3	64.1	54.4	468.9
山　东	1270.3	64.1	115.8	1090.4
河　南	1156.7	77.2	94.3	985.2
湖　北	688.9	48.2	46.9	593.7
湖　南	775.4	35.5	43.1	696.8
广　东	907.8	86.5	94.7	726.6
广　西	595.5	36.3	39.5	519.7
海　南	100.9	5.1	9.2	86.6
重　庆	440.2	74.4	25.6	340.2
四　川	906.8	44.0	56.0	806.8
贵　州	443.2	50.5	26.2	366.5
云　南	531.6	62.6	34.7	434.4
西　藏	23.8	0.7	1.1	22.0
陕　西	394.2	16.0	23.0	355.2
甘　肃	242.3	11.7	17.5	213.1
青　海	66.5	3.0	2.6	60.9
宁　夏	64.6	2.8	6.6	55.2
新　疆	196.0	12.9	10.8	172.3

1-3-10 各地区城乡居民基本医疗保险住院情况

单位：亿元

地 区	住院医疗费支出分布情况		
	三级医疗机构	二级医疗机构	一级及以下医疗机构
2020全国	5854.6	4331.9	1400.3
2021全国	6575.1	4161.6	1576.4
北 京	67.8	12.4	2.3
天 津	60.4	9.0	1.5
河 北	334.1	266.9	69.7
山 西	120.7	78.3	28.1
内蒙古	115.8	46.6	8.5
辽 宁	156.2	63.1	21.7
吉 林	140.8	59.7	45.4
黑龙江	144.5	66.5	14.9
上 海	21.4	30.0	6.1
江 苏	397.2	248.1	102.9
浙 江	364.6	141.5	44.2
安 徽	407.9	205.4	46.5
福 建	251.6	91.6	24.9
江 西	234.9	183.5	50.5
山 东	581.1	393.4	115.9
河 南	465.0	337.4	182.8
湖 北	315.8	211.6	66.4
湖 南	269.2	280.7	146.9
广 东	428.0	168.9	129.6
广 西	269.0	167.5	83.2
海 南	55.0	27.4	4.1
重 庆	112.7	168.8	58.7
四 川	418.3	236.0	152.6
贵 州	182.2	143.3	41.1
云 南	183.9	186.7	63.8
西 藏	13.1	2.3	6.6
陕 西	189.4	142.4	23.4
甘 肃	114.7	83.2	15.2
青 海	41.3	15.7	3.8
宁 夏	33.0	20.7	1.5
新 疆	85.7	73.2	13.4

1-3-10　续表 1

单位: 元

地　区	次均住院费		
	三级医疗机构	二级医疗机构	一级及以下医疗机构
2020全国	13532.9	6463.7	3236.6
2021全国	13942.0	6626.0	3623.0
北　京	21739.0	19981.0	19435.0
天　津	16250.0	10569.0	6354.0
河　北	19645.0	7371.0	4570.0
山　西	11721.0	6492.0	5573.0
内蒙古	11263.0	5609.0	3176.0
辽　宁	13418.0	6757.0	4385.0
吉　林	16897.0	8089.0	7606.0
黑龙江	14182.0	6777.0	4182.0
上　海	23958.0	20434.0	34914.0
江　苏	15245.0	9601.0	4990.0
浙　江	13408.0	8748.0	8537.0
安　徽	13707.0	6573.0	4034.0
福　建	14278.0	6839.0	3467.0
江　西	13641.0	6217.0	2693.0
山　东	14672.0	7938.0	4128.0
河　南	16001.0	6144.0	4685.0
湖　北	15170.0	6926.0	2758.0
湖　南	12940.0	6109.0	3414.0
广　东	14170.0	7370.0	5217.0
广　西	12525.0	6166.0	3089.0
海　南	18105.0	8439.0	3866.0
重　庆	15448.0	7663.0	2609.0
四　川	10279.0	6150.0	3024.0
贵　州	11990.0	4731.0	1692.0
云　南	11848.0	5004.0	2554.0
西　藏	13367.0	4837.0	7957.0
陕　西	14374.0	5858.0	2893.0
甘　肃	12449.0	4542.0	2096.0
青　海	14396.0	5027.0	2856.0
宁　夏	13399.0	5451.0	2738.0
新　疆	14575.0	5401.0	2054.0

1-3-10　续表 2

单位: 天

地　区	次均住院床日		
	三级医疗机构	二级医疗机构	一级及以下医疗机构
2020全国	**9.6**	**9.4**	**8.4**
2021全国	**9.4**	**9.9**	**8.8**
北　京	8.5	19.8	24.3
天　津	7.1	12.7	15.8
河　北	14.9	13.4	12.5
山　西	10.7	9.9	10.4
内蒙古	9.4	8.6	7.9
辽　宁	9.3	10.9	12.8
吉　林	9.5	12.3	14.4
黑龙江	10.7	10.1	9.5
上　海	6.6	18.2	94.0
江　苏	8.9	9.5	9.4
浙　江	8.1	10.7	17.5
安　徽	10.3	9.4	8.1
福　建	9.1	11.0	9.6
江　西	8.8	8.8	7.5
山　东	9.0	9.6	9.8
河　南	9.8	9.1	9.5
湖　北	9.5	10.7	8.3
湖　南	8.7	9.5	7.5
广　东	7.5	8.5	8.2
广　西	8.2	8.7	7.4
海　南	10.2	13.4	15.8
重　庆	9.2	10.9	8.1
四　川	9.8	11.5	8.6
贵　州	8.9	9.7	7.3
云　南	9.8	8.7	7.1
西　藏	9.3	6.5	8.9
陕　西	9.4	9.5	9.4
甘　肃	9.4	8.3	7.5
青　海	10.3	9.0	7.6
宁　夏	8.5	8.5	9.2
新　疆	8.5	9.3	7.4

1-3-11 全国城乡居民基本医疗保险异地就医待遇享受情况

年 份	异地就医人数 （万人）	异地就医人次 （万人次）	普通门(急)诊人次	门诊慢特病人次	出院人次
2012	140.9	281.1	70.1	45.9	165.1
2013	317.8	596.9	292.6	44.5	259.8
2014	461.4	858.1	457.7	80.0	320.5
2015	609.0	1223.0	685.0	146.0	392.0
2016	783.4	1645.0	959.7	136.0	549.4
2017	1130.1	3391.1	1272.5	237.5	1881.1
2018	1238.8	2876.4	1161.2	355.1	1360.1
2019	1652.5	5417.6	2840.9	629.0	1947.7
2020	1260.4	3407.4	1460.4	411.9	1535.1
2021	1530.6	4317.7	2078.1	612.7	1626.8

1-3-12 2021年各地区城乡居民基本医疗保险异地就医待遇享受情况

地 区	异地就医人数 （万人）	异地就医人次 （万人次）	省 外	普通门(急)诊人次 （万人次）	门诊慢特病人次 （万人次）	出院人次 （万人次）
全 国	1530.6	4317.7	631.0	2078.1	612.7	1626.8
北 京	0.6	1.4	1.4	0.6	0.0	0.8
天 津	1.4	2.7	2.7	0.4	0.1	2.2
河 北	39.8	130.3	66.8	38.6	29.9	61.7
山 西	25.3	41.3	8.6	0.1	7.0	34.3
内蒙古	21.0	31.8	16.0	0.8	0.7	30.3
辽 宁	13.8	22.8	6.7	1.1	1.8	19.9
吉 林	14.6	30.3	8.2	1.8	2.6	25.9
黑龙江	36.6	48.6	13.9	0.9	3.5	44.2
上 海	1.4	6.7	6.7	6.5	0.0	0.3
江 苏	52.1	233.9	73.3	143.2	30.9	59.8
浙 江	344.3	1792.1	53.9	1522.4	157.5	112.2
安 徽	107.6	254.0	111.6	45.5	73.0	135.5
福 建	76.1	233.2	15.5	143.7	37.1	52.4
江 西	46.9	83.1	34.6	8.9	9.6	64.6
山 东	61.8	101.9	28.9	2.3	9.1	90.4
河 南	127.2	350.9	33.7	73.3	99.0	178.6
湖 北	47.9	64.4	15.6	0.2	0.7	63.6
湖 南	86.8	143.5	20.3	19.8	21.8	102.0
广 东	72.0	130.6	5.5	4.8	14.2	111.6
广 西	53.2	90.1	15.5	0.7	22.1	67.3
海 南	1.5	2.3	2.3	0.0	0.3	2.0
重 庆	7.4	16.1	16.1	0.6	0.4	15.1
四 川	82.0	123.2	31.9	3.3	17.3	102.6
贵 州	56.4	84.8	6.2	3.6	17.4	63.8
云 南	60.3	123.5	6.8	35.4	31.7	56.4
西 藏	7.1	12.5	1.2	2.6	3.9	6.0
陕 西	21.9	55.6	6.8	12.8	8.7	34.2
甘 肃	34.8	44.8	13.2	0.6	5.8	38.4
青 海	10.5	33.0	2.5	1.7	4.4	27.0
宁 夏	1.0	1.4	1.4	0.0	0.0	1.4
新 疆	17.5	27.0	3.2	2.1	2.3	22.6

注：部分数据实际值过小，因四舍五入的原因造成数据统计值为0.0。

1-3-13 全国城乡居民基本医疗保险异地就医费用情况

年 份	异地就医总费用(亿元)	省外	普通门(急)诊费用(亿元)	门诊慢特病费用(亿元)	住院费用(亿元)	次均费用(元)		
						普通门(急)诊	门诊慢特病	住院
2012	199.5	49.5	-	-	-	434.7	1273.8	11546.5
2013	317.8	72.6	-	-	-	119.3	1254.1	11879.3
2014	418.1	90.5	-	-	-	151.1	1119.0	12553.1
2015	553.0	119.0	-	-	-	135.0	972.0	13495.0
2016	765.1	189.0	-	-	-	115.6	1177.3	13433.4
2017	1604.9	398.6	-	-	-	93.6	1202.4	8316.4
2018	1965.1	501.8	-	-	-	141.8	1193.3	14015.9
2019	3021.9	800.7	32.1	90.2	2899.6	112.9	1434.6	14887.1
2020	2622.6	687.8	23.3	94.0	2505.3	160.0	2281.0	16320.0
2021	2985.0	826.0	44.0	96.5	2844.6	212.0	1575.0	17485.0

1-3-14 2021年各地区城乡居民基本医疗保险异地就医费用情况

单位：亿元

地 区	异地就医总费用	省外	普通门(急)诊费用	门诊慢特病费用	住院费用
全 国	2985.0	826.0	44.0	96.5	2844.6
北 京	1.0	1.0	0.1	0.0	0.9
天 津	3.6	3.6	0.0	0.0	3.6
河 北	144.4	88.0	1.1	4.2	139.2
山 西	68.9	19.4	0.0	1.4	67.6
内 蒙 古	45.9	31.5	0.0	0.4	45.5
辽 宁	41.9	10.0	0.1	0.3	41.6
吉 林	61.0	14.2	0.1	1.1	59.8
黑 龙 江	77.9	23.1	0.3	1.1	76.5
上 海	0.5	0.5	0.2	0.0	0.4
江 苏	134.8	55.3	3.4	1.7	129.7
浙 江	227.0	37.7	29.9	13.3	183.8
安 徽	258.7	137.6	1.3	18.8	238.6
福 建	100.7	22.9	5.1	5.3	90.2
江 西	121.8	52.5	0.1	3.7	118.0
山 东	186.2	49.6	0.1	2.6	183.6
河 南	306.6	59.7	0.6	7.3	298.7
湖 北	132.0	27.6	0.0	0.5	131.5
湖 南	144.9	28.2	0.3	4.7	139.9
广 东	246.0	9.4	0.1	6.3	239.6
广 西	92.6	21.6	0.1	2.9	89.7
海 南	5.3	5.3	0.0	0.1	5.2
重 庆	20.0	20.0	0.0	0.3	19.7
四 川	144.9	39.5	0.1	4.6	140.3
贵 州	103.8	11.2	0.2	5.6	98.0
云 南	87.5	10.0	0.6	5.5	81.4
西 藏	10.1	2.2	0.2	0.8	9.2
陕 西	61.4	9.5	0.1	1.3	60.0
甘 肃	66.6	21.7	0.0	1.5	65.2
青 海	40.9	4.2	0.0	1.0	39.8
宁 夏	3.7	3.7	0.0	0.0	3.6
新 疆	44.4	5.1	0.1	0.3	43.9

注：部分数据实际值过小，因四舍五入的原因造成数据统计值为0.0。

1-3-14　续表

地　区	次均费用(元)		
	普通门(急)诊	门诊慢特病	住院
全　国	**212.0**	**1575.0**	**17485.0**
北　京	1027.0	4438.0	11798.0
天　津	319.0	4423.0	15966.0
河　北	272.0	1406.0	22547.0
山　西	288.0	1937.0	19719.0
内蒙古	299.0	5983.0	14986.0
辽　宁	420.0	1712.0	20934.0
吉　林	732.0	4113.0	23088.0
黑龙江	3068.0	3137.0	17335.0
上　海	242.0	-	14533.0
江　苏	234.0	552.0	21706.0
浙　江	196.0	846.0	16380.0
安　徽	282.0	2575.0	17608.0
福　建	357.0	1429.0	17223.0
江　西	160.0	3856.0	18262.0
山　东	275.0	2796.0	20305.0
河　南	78.0	737.0	16731.0
湖　北	504.0	6974.0	20697.0
湖　南	158.0	2152.0	13720.0
广　东	117.0	4439.0	21479.0
广　西	909.0	1313.0	13322.0
海　南	-	4528.0	25600.0
重　庆	191.0	7103.0	13036.0
四　川	267.0	2652.0	13670.0
贵　州	558.0	3230.0	15352.0
云　南	159.0	1741.0	14421.0
西　藏	565.0	2024.0	15409.0
陕　西	104.0	1452.0	17556.0
甘　肃	192.0	2545.0	16954.0
青　海	167.0	2241.0	14782.0
宁　夏	-	9105.0	25667.0
新　疆	602.0	1348.1	19425.7

1-3-15　2004-2015年新型农村合作医疗制度运行情况

年　份	参合县(市、区)数(个)	参合人口(亿人)	参合率(%)	补偿人次(亿人次)			
				住院补偿	门诊补偿	体检及其他	合计
2004	333	0.8	75.2	0.0	0.7	0.1	0.8
2005	678	1.8	75.7	0.1	1.0	0.2	1.2
2006	1451	4.1	80.7	0.2	1.9	0.6	2.7
2007	2451	7.3	86.2	0.4	3.5	0.6	4.5
2008	2729	8.2	91.5	0.5	4.9	0.5	5.9
2009	2716	8.3	94.2	0.6	6.7	0.3	7.6
2010	2678	8.4	96.0	0.7	9.9	0.3	10.9
2011	2637	8.3	97.5	0.7	11.7	0.8	13.2
2012	2566	8.1	98.3	0.8	15.4	1.2	17.5
2013	2489	8.0	98.7	0.9	16.7	1.8	19.4
2014	-	7.4	98.9	0.9	13.7	1.9	16.5
2015	-	6.7	98.8	0.9	13.2	2.4	16.5

1-3-16　2003-2015年新型农村合作医疗制度人均筹资情况

单位: 元

年　份	政策性筹资标准			实际筹资
	个人缴费	财政补助合计	合计	
2003	10	20	30	-
2004	10	20	30	50
2005	10	20	30	42
2006	10	40	50	52
2007	10	40	50	59
2008	20	80	100	96
2009	20	80	100	96
2010	30	120	150	156
2011	50	200	250	246
2012	50~60	240	290~300	308
2013	60~70	280	340~350	370
2014	90	320	410	411
2015	120	380	500	490

1-3-17 2004-2015年新型农村合作医疗制度基金收支情况

单位：亿元

年 份	基金收入					
	中央财政	地方财政	农民个人	医疗救助	其他	合计
2004	6.7	15.6	12.3	0.2	5.7	40.3
2005	5.4	36.9	28.7	0.5	4.3	75.4
2006	42.7	107.8	58.0	1.9	5.1	213.6
2007	113.5	212.4	95.8	3.2	6.3	428.0
2008	247.0	408.7	120.7	5.5	8.2	784.6
2009	269.6	472.0	194.2	9.7	8.6	944.4
2010	399.0	654.5	243.9	15.0	10.9	1308.3
2011	772.0	955.8	282.5	19.2	18.2	2047.6
2012	973.5	1040.3	415.2	22.2	33.6	2484.7
2013	1232.7	1166.2	501.4	36.4	35.9	2972.5
2014	1377.1	1076.1	498.1	37.1	36.9	3025.3
2015	1501.0	1122.0	592.0	41.0	30.0	3287.0

1-3-17 续表

单位：亿元

年 份	基金支出				当年基金使用率(%)
	住院	门诊	体检及其他	合计	
2004	17.6	7.0	1.8	26.4	65.5
2005	47.9	12.6	1.3	61.8	82.0
2006	122.9	26.0	6.9	155.8	73.0
2007	281.1	51.9	13.6	346.6	81.0
2008	545.0	79.7	37.6	662.3	84.4
2009	762.5	121.8	38.6	922.9	97.7
2010	955.8	175.1	57.0	1187.8	90.8
2011	1332.0	238.2	140.0	1710.2	83.5
2012	1928.1	336.5	143.4	2408.0	96.9
2013	2324.2	384.6	200.3	2909.2	97.9
2014	2294.0	354.8	241.6	2890.4	95.5
2015	2301.0	360.0	332.0	2993.0	91.0

2

生育保险篇

简要说明

一、本章主要介绍全国及 31 个省、自治区、直辖市生育保险情况。主要包括参保构成情况、生育保险待遇情况等。

二、本章数据主要来源于医疗保障统计报表和基金财务报表。

主要指标解释

参保人数 指报告期末参加生育保险的人数。

享受待遇人次数 指报告期内按规定享受生育保险待遇的人次数。

生育津贴 指报告期内参加生育保险人员按规定享受津贴的金额。包括参保女职工生育津贴和参保人员计划生育津贴。

2-1-1　全国生育保险参保构成情况

单位：万人

年　份	年末参保人数	单位类型构成			
		企业人数	事业单位人数	机关人数	其他人数
2001	3455.0	-	-	-	-
2002	3488.0	-	-	-	-
2003	3655.0	-	-	-	-
2004	4384.0	-	-	-	-
2005	5408.0	-	-	-	-
2006	6459.0	-	-	-	-
2007	7775.0	-	-	-	-
2008	9254.0	-	-	-	-
2009	10876.0	-	-	-	-
2010	12336.0	-	-	-	-
2011	13892.0	-	-	-	-
2012	15428.7	-	-	-	-
2013	16392.0	-	-	-	-
2014	17038.7	-	-	-	-
2015	17771.0	-	-	-	-
2016	18451.0	14720.0	2347.0	936.0	448.0
2017	19300.2	15434.4	2466.2	937.2	462.4
2018	20434.1	16404.1	2549.5	962.8	517.7
2019	21417.3	17235.3	2589.1	1007.6	585.3
2020	23567.3	18392.7	3061.7	1210.1	902.8
2021	23751.7	18424.7	3096.2	1238.8	992.0

2-1-2 2021年各地区生育保险参保构成情况

单位：万人

地 区	年末参保人数	单位类型构成			
		企业人数	事业单位人数	机关人数	其他人数
全 国	**23751.7**	**18424.7**	**3096.2**	**1238.8**	**992.0**
北 京	1082.7	981.2	80.5	21.0	0.0
天 津	366.1	318.3	35.6	12.2	0.0
河 北	900.6	583.3	161.1	85.8	70.4
山 西	379.1	253.3	90.7	33.0	2.1
内蒙古	345.4	210.2	85.2	36.1	13.9
辽 宁	704.8	598.7	80.1	26.0	0.0
吉 林	331.7	231.9	77.7	22.1	0.0
黑龙江	396.0	278.9	83.7	33.4	0.0
上 海	1084.7	966.9	53.1	14.7	50.1
江 苏	2094.9	1865.7	165.9	58.1	5.3
浙 江	1810.9	1667.9	104.2	38.7	0.0
安 徽	700.9	469.3	116.3	49.9	65.3
福 建	711.1	592.3	88.4	30.4	0.0
江 西	380.4	232.5	97.7	39.5	10.8
山 东	1607.5	1298.9	187.5	55.7	65.4
河 南	889.4	591.7	222.5	68.0	7.2
湖 北	710.1	554.3	115.4	40.4	0.0
湖 南	652.8	426.1	143.2	67.4	16.1
广 东	3973.9	3081.2	188.3	93.4	611.0
广 西	523.5	329.9	149.5	42.4	1.7
海 南	179.6	131.1	25.0	10.8	12.7
重 庆	536.6	442.2	67.2	27.2	0.0
四 川	1201.7	920.9	185.5	83.2	12.2
贵 州	341.8	197.9	83.4	41.5	18.9
云 南	393.3	250.5	87.0	43.7	12.1
西 藏	41.6	16.5	10.3	14.8	0.0
陕 西	560.2	399.6	103.3	44.7	12.7
甘 肃	250.7	140.3	72.3	36.0	2.1
青 海	68.4	40.5	18.0	9.5	0.5
宁 夏	111.5	81.7	20.7	9.1	0.0
新 疆	420.0	271.1	97.0	50.2	1.7

注：部分数据实际值过小，因四舍五入的原因造成数据统计值为0.0。

2-1-3　2018-2021年生育保险待遇情况

年　份	享受生育保险待遇人次 （万人次）	生育医疗费待遇支出 （亿元）	生育津贴 （亿元）
2018	1089.0	-	-
2019	1136.4	201.9	701.1
2020	1166.9	230.3	710.4
2021	1320.5	247.9	651.2

2-1-4　2021年各地区生育保险待遇情况

地　区	享受生育保险待遇人次 （万人次）	生育医疗费待遇支出 （亿元）	生育津贴 （亿元）
全　国	1320.5	247.9	651.2
北　京	49.1	23.3	72.1
天　津	18.1	6.5	11.5
河　北	24.4	7.3	19.6
山　西	12.8	3.9	5.1
内蒙古	9.6	1.3	5.5
辽　宁	31.8	4.8	21.0
吉　林	19.0	4.8	1.9
黑龙江	12.0	2.7	3.7
上　海	29.3	10.1	66.9
江　苏	101.9	18.8	59.5
浙　江	152.1	14.2	51.9
安　徽	40.2	7.6	15.4
福　建	18.4	4.9	16.6
江　西	12.4	4.3	8.1
山　东	76.1	16.0	39.5
河　南	29.6	8.7	25.5
湖　北	36.9	4.3	16.7
湖　南	29.1	7.4	15.2
广　东	420.1	57.2	89.9
广　西	17.4	3.5	7.9
海　南	10.7	2.8	3.6
重　庆	26.3	2.6	11.7
四　川	33.2	7.3	22.5
贵　州	36.0	5.8	9.4
云　南	17.5	4.1	12.0
西　藏	3.5	1.7	3.1
陕　西	18.1	5.5	12.0
甘　肃	9.9	1.8	4.9
青　海	6.9	0.8	2.7
宁　夏	5.3	0.7	3.6
新　疆	12.6	3.1	12.2

3

医疗救助篇

简要说明

一、本章主要介绍全国及 31 个省、自治区、直辖市医疗救助情况。主要包括救助总金额、资助参保资金数、住院救助资金数、门诊救助资金数、救助总人次数、资助参保人数、住院救助人次数、门诊救助人次数、其他有关部门实施医疗救助人次数及支出资金数等。

二、本章数据主要来源于医疗保障统计报表、民政部协助提供统计数据等。

三、制度建立变迁和统计口径调整

2021 年 11 月，国务院印发《关于健全重特大疾病医疗保险和救助制度的意见》（国发〔2021〕42 号），是进一步减轻困难群众和大病患者医疗费用负担、防范因病致贫返贫、筑牢民生保障底线的重要举措。

主要指标解释

救助总金额　　指在报告期内各地通过医疗救助实施救助的支出总金额。

医疗救助资助参加基本医疗保险资金数　　指在报告期内通过医疗救助资助救助对象参加城乡居民基本医疗保险的资金支出数。

住院救助资金数　　指在报告期内按规定实施住院救助的资金支出数。

重点救助对象救助资金数（住院）　　指在报告期内对特困人员、城乡低保对象实施住院救助的资金支出数。

重特大疾病医疗救助资金数（住院）　　指在报告期内对救助对象实施重特大疾病住院救助的资金支出数。

门诊救助资金数　　指在报告期内按规定实施门诊救助的资金支出数。

重点救助对象救助资金数（门诊）　　指在报告期内对特困人员、城乡低保对象实施门诊救助的资金支出数。

重特大疾病医疗救助资金数（门诊）　　指在报告期内对救助对象实施重特大疾病门诊救助的资金支出数。

其他有关部门资助参加基本医疗保险资金数　　指在报告期内其他部门实施的资助困难群众参加城乡居民基本医疗保险的资金支出数。

其他有关部门实施直接救助资金数　　指在报告期内其他部门实施的门诊救助和住院救助资金支出数。

救助总人次数　　指在报告期内各地通过医疗救助实施救助人次数。

医疗救助资助参加基本医疗保险人数　　指在报告期内各地通过医疗救助资金资助救助对象参加城乡居民基本医疗保险的人数。

资助重点救助对象人数　　指在报告期内资助特困人员、城乡低保对象参加城乡居民基本医疗保险的人数。

住院救助人次数　　指在报告期内按规定实施住院救助的总人次数。

重点救助对象人次数（住院）　　指在报告期内获得住院救助的特困人员和城乡低保对象人次数。

重特大疾病医疗救助人次数（住院）　　指在报告期内对救助对象实施重特大疾病住院救助的人次数。

门诊救助人次数　　指在报告期内按规定实施门诊救助的总人次数。

重点救助对象人次数（门诊）　　指在报告期内获得门诊救助的特困人员和城乡低保对象人次数。

重特大疾病医疗救助人次数（门诊）　　指在报告期内对救助对象实施重特大疾病门诊救助的人次数。

其他有关部门资助参加基本医疗保险人数　　指在报告期内其他有关部门资助参加基本医疗保险人数。

其他有关部门实施直接救助人次数　　指在报告期内其他部门实施直接救助人次数。

3-1-1　2010-2021年医疗救助资金使用情况

单位：万元

年　份	救助总金额	医疗救助资助参加基本医疗保险资金数	住院救助资金数	门诊救助资金数	其他有关部门资助参加基本医疗保险资金数	其他有关部门实施直接救助资金数
2010	1577623	-	-	-	-	-
2011	2162502	-	-	-	-	-
2012	2306113	-	1435332	227808	-	-
2013	2574119	-	1572558	232039	-	-
2014	2839872	-	1801586	239709	-	-
2015	3036690	394921	1908143	237572	71529	222106
2016	3323311	467758	2042239	285219	72446	165572
2017	3761500	597713	2363847	297043	142011	234363
2018	4246277	1026749	2644317	325920	156240	93052
2019	5022489	1348499	2930056	412276	240586	91073
2020	5398622	1579277	2971834	500598	293925	52988
2021	6198959	1851110	3254852	625705	425805	41487

3-1-2　各地区医疗救助资金使用情况

单位：万元

地 区	救 助总金额	医疗救助资助参加基本医疗保险资金数	资助重点救助对象参加基本医疗保险资金数	住院救助资 金 数	重点救助对象救助资金数	重特大疾病医疗救助资金数
2020全国	5398622	1579277	815150	2971834	1792447	751368
2021全国	6198959	1851110	987218	3254852	1947823	912104
北 京	35467	4071	3890	21992	19341	13130
天 津	25634	4989	4496	10066	6740	5539
河 北	232327	83267	42189	111518	57117	3508
山 西	71912	16337	11862	45821	20952	11422
内蒙古	105714	18495	11380	75253	59818	23534
辽 宁	109168	36235	20773	58949	37096	10725
吉 林	56668	20264	16022	25667	25273	3102
黑龙江	152865	39281	27898	88376	61352	26802
上 海	68420	8228	5564	36044	19022	894
江 苏	434951	122496	52239	201584	104241	61076
浙 江	200642	64401	41984	88306	65290	35138
安 徽	394465	117749	54789	207579	136858	77015
福 建	155563	33075	12149	58756	26025	26
江 西	277279	18801	9245	146459	92499	43516
山 东	281409	57065	38955	150986	88789	57318
河 南	242911	71130	41794	152418	95162	37427
湖 北	313333	76901	55684	187458	108156	59230
湖 南	282152	76112	41758	126080	79540	53993
广 东	393610	96446	47066	229357	104866	71499
广 西	278387	66193	40171	165868	139348	32783
海 南	47509	16577	8768	18824	12622	1023
重 庆	182578	41818	29207	86122	54739	19782
四 川	502679	238481	143072	230007	157969	62366
贵 州	318069	118031	48863	159846	113615	71474
云 南	285642	135281	19780	134064	15981	16314
西 藏	22117	10741	5054	7738	5184	2507
陕 西	156931	19417	13722	126666	64091	41015
甘 肃	248644	99292	69086	138289	76198	22748
青 海	56556	19584	19534	32276	29892	2383
宁 夏	51385	29968	6849	18416	16529	5860
新 疆	213972	90386	43372	114067	53520	38954

3-1-2 续表

单位：万元

地　区	门诊救助资金数	重点救助对象救助资金数	重特大疾病医疗救助资金数	其他有关部门资助参加基本医疗保险资金数	其他有关部门实施直接救助资金数
2020全国	500598	329198	133732	293925	52988
2021全国	625705	412741	162946	425805	41487
北　京	9404	9404	0	0	0
天　津	10580	9718	3769	0	0
河　北	34533	15983	1510	3008	1
山　西	2654	1144	1026	6139	961
内蒙古	9032	7390	2837	2901	32
辽　宁	11927	5738	2396	2058	0
吉　林	9125	9101	6009	1612	0
黑龙江	16007	12339	4625	9201	0
上　海	24148	14233	85	0	0
江　苏	97988	61723	21347	12244	638
浙　江	44164	32070	5684	1709	2062
安　徽	49470	37147	22580	19668	0
福　建	22036	10152	0	41696	0
江　西	38072	23685	8684	63988	9960
山　东	23169	16967	8742	48264	1925
河　南	9909	6806	4782	7166	2288
湖　北	28715	16824	13970	19579	681
湖　南	17336	7622	10026	49387	13238
广　东	57774	33291	6125	9932	102
广　西	25003	19737	10290	17935	3388
海　南	2419	2084	91	9690	0
重　庆	20320	15130	12136	34318	0
四　川	15662	11670	6310	17198	1329
贵　州	9108	6737	4420	27164	3920
云　南	3787	1869	283	12510	0
西　藏	861	575	242	2779	0
陕　西	10848	7812	1598	0	0
甘　肃	5265	2752	1155	5143	654
青　海	4697	4672	12	0	0
宁　夏	3001	2820	0	0	0
新　疆	8691	5548	2210	516	310

3-2-1 全国医疗救助受益人数情况

年　份	救助总人次 （万人次）	医疗救助资助参加 基本医疗保险人数 （万人）	重点救助 对象人数	住院救助人次数 （万人次）	重点救助 对象人次数	重特大疾病医疗 救助人次数
2018	13294.7	6692.3	3626.1	2297.7	1281.4	293.9
2019	16036.9	7538.4	4006.5	2608.7	1551.4	401.8
2020	18241.2	8309.4	4303.3	2848.6	1766.1	526.0
2021	20941.1	8815.6	4613.3	3031.5	1897.1	601.3

3-2-1　续表

年　份	门诊救助人次数 （万人次）	重点救助 对象人次数	重特大疾病医疗 救助人次数	其他有关部门资助参加 基本医疗保险人数 （万人）	其他有关部门实施 直接救助人次数 （万人次）
2018	3063.3	1646.5	589.1	981.6	259.8
2019	4441.6	2424.4	632.2	1212.4	235.9
2020	5514.5	3481.8	937.3	1354.8	214.0
2021	7094.6	4448.2	1196.3	1829.8	169.6

4

商业健康保险篇

简要说明

一、本章主要介绍全国商业健康保险的情况。主要包括商业健康保险保费收入、理赔支出等。

二、本章数据来源于中国银行保险监督管理委员会协助提供的统计数据。

主要指标解释

保费收入　指商业健康保险投保人为取得保险人在约定范围内所承担赔偿责任而支付给保险人的费用。

理赔支出　指商业健康保险保险人根据保险合同的规定，向被保险人支付的赔偿保险责任损失的金额。

4-1-1 全国商业健康保险情况

年　份	开展保险机构数 （个）	保费收入 （亿元）	理赔支出 （亿元）
2007	62	384	117
2008	81	586	175
2009	89	574	217
2010	94	574	232
2011	97	692	360
2012	108	863	298
2013	115	1123	411
2014	117	1587	571
2015	126	2410	763
2016	137	4042	1001
2017	149	4389	1295
2018	156	5448	1744
2019	157	7066	2351
2020	158	8173	2921
2021	157	8755	4085

5

医疗互助篇

简要说明

一、本章主要介绍全国职工医疗互助的情况。主要包括：参保人次、受益人次、互助金收入、互助金支出、人均赔付金额等。

二、本章数据来源于全国总工会协助提供的统计数据。

主要指标解释

参保人次　指报告期内参加医疗互助人次。

受益人次　指报告期内享受医疗互助政策人次。

5-1-1   2015-2021年职工医疗互助收支情况

单位：万元

年　份	互助金收入	互助金支出
2015	248842.4	231376.4
2016	369996.5	295175.0
2017	507548.6	434905.3
2018	582514.5	466284.4
2019	170785.0	-
2020	465225.4	403068.8
2021	702264.3	461822.3

5-1-2 2021年职工互助保障活动参保受益及互助金收支情况

地　区	参保人次 （人次）	受益人次 （人次）	互助金收入 （元）	互助金支出 （元）	按人次人均赔付金额 （元）
全　国	46546839	8611448	7022642800	4618223200	536
北　京	-	3141900	403863600	397731000	127
内蒙古	1198253	51480	122708300	47040300	914
辽　宁	204425	13189	-	19714500	1495
吉　林	955550	43255	-	56854200	1314
上　海	10284315	4271588	2379507200	2243617800	525
江　苏	1068352	30009	79986000	64876300	2162
浙　江	597253	22154	55772000	57188400	2581
安　徽	1130000	12848	79517000	47127000	3668
江　西	3519455	17110	1945732700	125875800	7357
湖　南	265833	9910	14738100	10851200	1095
广　东	3048789	104902	-	255046700	2431
广　西	1761357	80430	175772400	90528100	1126
重　庆	1184115	40909	179534400	106338500	2599
四　川	1422503	56974	183553700	95165400	1670
陕　西	5428	128	-	190700	1490
甘　肃	422823	32618	-	38506500	1181
全国总工会本级	19478388	682044	1401957400	961570800	1410

5-1-3　2015-2021年职工医疗互助参保受益情况

年　份	参保人次 (万人次)	受益人次 (万人次)	按人次人均赔付金额 (元)
2015	3794.0	426.1	543.0
2016	4909.3	309.9	952.0
2017	5752.9	297.7	1461.0
2018	6342.5	326.0	1430.0
2019	2923.0	-	-
2020	4625.3	848.2	457.2
2021	4654.7	861.1	536.3

6

长期护理保险篇

简要说明

一、本章主要介绍长期护理保险制度试点地区（包括原试点的承德、长春、齐齐哈尔、上海、南通、苏州、宁波、安庆、上饶、青岛、荆门、广州、重庆、成都、石河子等 15 个试点城市和山东、吉林 2 个重点联系省份，以及新增的北京市石景山区、天津、晋城、呼和浩特、盘锦、福州、开封、湘潭、南宁、黔西南布依族苗族自治州、昆明、汉中、甘南藏族自治州、乌鲁木齐等，共 49 个）长期护理保险情况。主要包括：参保人数、基金收入、基金支出、享受待遇人数。

二、本章数据来源于国家和各长期护理保险制度试点地区医保部门提供的统计数据。

三、制度建立变迁和统计口径调整

1.2020 年 9 月，经国务院同意，国家医保局、财政部印发《关于扩大长期护理保险制度试点的指导意见》（医保发〔2020〕37 号），在原试点基础上，新增北京市石景山区、天津、晋城等 14 个城市，目前共有 49 个试点城市，进一步深入推进试点工作。

2.2021 年 7 月，国家医保局会同民政部印发《长期护理失能等级评估标准（试行)》（医保办发〔2021〕37 号），统一规范长期护理失能等级评估标准，推进待遇均衡，制度公平。

主要指标解释

长期护理保险参保人数 指报告期末参加长期护理保险人员的合计。

长期护理保险基金收入 指根据国家和各试点地区有关规定，由纳入长期护理保险范围的缴费单位和个人，按规定的缴费基数和缴费比例缴纳的基金，或按规定的缴费额缴纳的基金，以及通过财政补贴、其他方式取得的形成基金来源的款项。

长期护理保险基金支出 指按照国家和各试点地区规定的开支范围和开支标准从长期护理保险基金中支付给经评估认定符合待遇享受条件的参加长期护理保险的人员的长期护理保险待遇支出，以及其他支出。

长期护理保险享受待遇人数 指报告期内享受长期护理保险待遇的人数。

6-1-1　2017-2021年试点地区长期护理保险情况

年　份	参保人数 （万人）	享受待遇人数 （人）	基金收入 （万元）	基金支出 （万元）
2017	4468.7	75252	310039.3	57696.1
2018	7691.0	276075	1704695.7	827465.8
2019	9815.2	747340	1768532.9	1120442.1
2020	10835.3	835094	1961373.2	1313767.2
2021	14460.7	1086562	2605758.8	1683610.4

7

医药服务篇

简要说明

一、本章主要介绍全国及 31 个省、自治区、直辖市全国医保定点医疗机构和定点零售药店情况、基本医疗保险药品目录调整情况、药品和耗材集中采购情况、基金监管检查情况、全国药品生产流通情况、历年全国医疗卫生事业发展情况、2020 年各地区医疗卫生事业发展总体情况及历年中国卫生总费用筹资来源情况。主要包括：定点医疗机构数，定点零售药店数、药品目录、监管定点医疗机构数、查处违法违规参保人数、解除定点协议数量、追回资金金额、截至期末药品生产许可证数量、截至期末药品经营企业许可证数量、医疗卫生机构数、医疗卫生机构人员数、医疗卫生机构床位数、医疗卫生机构总收入、医疗卫生机构总支出、门诊病人次均医药费用、住院病人人均医药费用、医疗卫生机构诊疗人次数、医疗卫生机构住院人次数、政府卫生支出、社会卫生支出、个人卫生支出、卫生总费用占国内生产总值比重、人均卫生总费用等。

二、本章数据来源于医疗保障统计报表、《中国卫生健康统计年鉴》、卫生健康事业发展统计公报和国家药品监督管理局提供的数据。

三、制度建立变迁和统计口径调整

1.2020 年 7 月，国务院印发《关于推进医疗保障基金监管制度体系改革的指导意见》（国发〔2020〕20 号），推进医保基金监管制度体系改革。

2.2021 年 1 月，经国务院同意，印发《医疗保障基金使用监督管理条例》（国务院令第 735 号），是我国医疗保障领域的第一部"条例"，标志着我国医疗保障基金使用的监督管理有了法律规范，对医疗保障法治化建设具有里程碑意义。

3.2021 年 1 月，国务院印发《关于推动药品集中带量采购工作常态化制度化开展的意见》（国发〔2021〕2 号），推动药品集中带量采购工作常态化制度化开展。

主要指标解释

监督检查定点医药机构数 指报告期内医保部门行政监管和经办核查医疗保障定点医疗机构、定点零售药店的总数量。

卫生总费用 指一个国家或地区在一定时期内，为开展卫生服务活动从全社会筹集的卫生资源的货币总额，按来源法核算。它反映一定经济条件下，政府、社会和居民个人对卫生保健的重视程度和费用负担水平，以及卫生筹资模式的主要特征和卫生筹资的公平性合理性。

医疗卫生机构 指从卫生健康行政部门取得《医疗机构执业许可证》，或从民政、工商行政、机构编制管理部门取得法人单位登记证书，为社会提供医疗保健、疾病控制、卫生监督服务或从事医学科研和医学在职培训等工作的单位。医疗卫生机构包括医院、基层医疗卫生机构、专业公共卫生机构、其他医疗卫生机构。

卫生人员 指在医院、基层医疗卫生机构、专业公共卫生机构及其他医疗卫生机构工作的职工，包括卫生技术人员、乡村医生和卫生员、其他技术人员、管理人员和工勤人员。一律按支付年底工资的在岗职工统计，包括各类聘任人员（含合同工）及返聘本单位半年以上人员，不包括临时工、离退休人员、退职人员、离开本单位仍保留劳动关系人员、本单位返聘和临聘不足半年人员。

床位数 指年底固定实有床位（非编制床位），包括正规床、简易床、监护床、正在消毒和修理的床位、因扩建或大修而停用的床位，不包括产科新生儿床、接产室待产床、库存床、观察床、临时加床和病人家属陪侍床。

医疗卫生机构总收入 指医疗卫生机构为开展业务及其他活动依法取得的非偿还性资金。总收入包括医疗收入、财政补助收入、科教项目收入/上级补助收入、其他收入。

医疗卫生机构总支出 指医疗卫生机构在开展业务及其他活动中发生的资金耗费和损失。包括医疗业务成本/医疗卫生支出、财政项目补助支出/财政基建设备补助支出、科教项目支出、管理费用和其他支出。

门诊病人次均医药费用 又称每诊疗人次医药费用、次均门诊费用。即医疗门诊收入/总诊疗人次数。

住院病人人均医药费用 又称出院者人均医药费用、人均住院费用。即医疗住院收入/出院人数。

诊疗人次数 指所有诊疗工作的总人次数，统计界定原则为：①按挂号数统计，包括门诊、急诊、出诊、预约诊疗、单项健康检查、健康咨询指导（不含健康讲座）人次。患者一次就诊多次挂号，按实际诊疗次数统计，不包括根据医嘱进行的各项检查、治疗、处置工作量以及免疫接种、健康管理服务人次数。②未挂号就诊、本单位职工就诊及外出就诊（不含外出会诊）不收取挂号费的，按实际诊疗人次统计。

卫生总费用占国内生产总值比重 指某年卫生总费用与同期国内生产总值（GDP）之比，是用来反映一定时期国家对卫生事业的资金投入力度以及政府和全社会对卫生对居民健康的重视程度。

政府卫生支出 指各级政府用于医疗卫生服务、医疗保障补助、卫生和医疗保障行政管理、人口与计划生育事务性支出等各项事业的经费。

社会卫生支出 指政府支出外的社会各界对卫生事业的资金投入。包括社会医疗保障支出、商业健康保险费、社会办医支出、社会捐赠援助、行政事业性收费收入等。

个人卫生支出 指城乡居民在接受各类医疗卫生服务时的现金支付，包括享受各种医疗保险制度的居民就医时自付的费用。可分为城镇居民、农村居民个人现金卫生支出，反映城乡居民医疗卫生费用的负担程度。

人均卫生费用 指某年卫生总费用与同期平均人口数之比。

7-1-1 2018-2021年全国医保定点医疗机构和定点零售药店情况

单位：万家

年 份	定点医疗机构	非公立医疗机构	定点零售药店
2018	19.3	6.2	34.1
2019	19.9	6.6	38.9
2020	38.2	15.7	39.4
2021	43.7	18.2	42.3

注：2019年居民医保和新农合整合，原新农合定点医疗机构纳入了基本医疗保险定点范围。

7-2-1 2016-2021年基本医疗保险药品目录调整情况

单位：种

年 份	数量(不含中药饮片)	西药	中成药	协议期内谈判药	中药饮片
2016	2196	1164	1032	-	-
2017	2571	1297	1238	36	-
2018	2588	1297	1238	53	-
2019	2709	1279	1316	114	892
2020	2800	1264	1315	221	892
2021	2860	1273	1312	275	892

注：协议期内谈判药按通用名计算，西药和中成药部分涵盖合并剂型情况。
　　近年来，国家医保药品目录坚持每年调整一次。当年调整完成后，新版目录一般于次年初开始实施。

7-2-2 全国支付方式改革进入实际付费阶段统筹区情况

单位: 个

年 份	按疾病诊断相关分组(DRG)付费统筹区数量	区域点数法和按病种分值(DIP)付费统筹区数量
2020	16	3
2021	57	68
合计	73	71

注: 总计142个(天津、上海为DRG、DIP双试点城市),其中国家试点城市101个(DRG30个,DIP71个),省级试点43个(DRG42个,DIP1个)。

7-2-3 2018-2021年国家组织药品集中带量采购情况

单位: 种

年 份	品种数
2018	25
2019	25
2020	87
2021	122
合计	234

7-3-1 全国医保行政处罚和协议处理总体情况

年 份	查处违法违规参保人数(人)	解除定点协议医药机构数量(家)	追回资金金额(万元)
2018	24192	1284	100779
2019	33072	6730	1155632
2020	26098	6008	2231097
2021	45704	4181	2063506

注: 此表中"追回资金金额"不包含"清零行动"追回资金27.8亿元。

7-3-2　2021年各地区医保行政处罚和协议处理情况

地　区	监督检查定点医药机构数（家）	查处违法违规参保人数（人）	解除定点协议数量（家）	追回资金金额（万元）
全　国	708218	45704	4181	2063506.1
北　京	3656	1662	0	11070.6
天　津	1961	73	0	12706.3
河　北	25008	16761	351	80129.4
山　西	38657	475	126	64363.5
内蒙古	18283	213	72	28512.2
辽　宁	29519	816	153	102341.9
吉　林	16981	82	88	17353.7
黑龙江	19454	414	80	36258.9
上　海	2586	5370	32	104027.6
江　苏	35330	1452	254	132886.9
浙　江	22424	2477	215	83834.9
安　徽	26549	412	123	106651.3
福　建	13599	577	42	31710.9
江　西	26514	141	91	84649.2
山　东	68976	3811	720	155700.5
河　南	32778	1355	184	116374.1
湖　北	29761	1055	89	106372.1
湖　南	27568	498	73	91706.2
广　东	41802	479	110	126368.8
广　西	14386	562	58	121181.4
海　南	2978	47	1	21770.2
重　庆	26726	458	343	66877.5
四　川	49038	3581	310	122461.5
贵　州	30102	55	33	45940.4
云　南	33498	1549	69	69691.2
西　藏	1448	11	0	4141.6
陕　西	36448	162	61	24291.2
甘　肃	10567	145	51	25692.0
青　海	5138	148	41	12265.7
宁　夏	4874	226	3	12929.9
新　疆	11609	637	408	43244.4

注：此表中"追回资金金额"不包含"清零行动"追回资金27.8亿元。

7-4-1 2017-2021年全国药品生产流通情况

单位: 件

年 份	截至期末药品生产许可证数量	截至期末药品经营企业许可证数量
2017	7226	472293
2018	7409	508332
2019	7623	544132
2020	7690	573295
2021	7477	609681

7-4-2　2021年全国药品生产流通情况

单位：件

地　区	截至期末药品生产许可证数量	截至期末药品经营企业许可证数量
全　国	7477	609681
北　京	257	5246
天　津	110	5060
河　北	408	31833
山　西	149	15105
内蒙古	105	16798
辽　宁	233	25979
吉　林	308	15859
黑龙江	215	23162
上　海	427	4547
江　苏	143	32019
浙　江	231	22609
安　徽	438	20687
福　建	314	12158
江　西	289	14068
山　东	215	46491
河　南	580	31181
湖　北	187	22740
湖　南	119	23779
广　东	142	57784
广　西	449	23631
海　南	167	5643
重　庆	224	18581
四　川	26	49711
贵　州	219	17698
云　南	164	22830
西　藏	50	846
陕　西	36	16944
甘　肃	60	8172
青　海	197	2060
宁　夏	573	5233
新　疆	442	11227

7-5-1　历年全国医疗卫生事业发展情况

注：本表相关数据来自《中国卫生健康统计年鉴》。

年　份	卫生机构、人员及设施			卫生经费	医疗服务	
	医疗卫生机构数（个）	卫生人员数（人）	医疗卫生机构床位数（万张）	卫生总费用（亿元）	医疗卫生机构诊疗人次数（万人次）	医疗卫生机构入院人数（万人）
2002	1005004	6528674	313.6	5790.0	214524.8	5991
2003	806243	6216971	316.4	6584.1	209629.4	6092
2004	849140	6332739	326.8	7590.3	399134.1	6676
2005	882206	6447246	336.8	8659.9	409725.9	7184
2006	918097	6681184	351.2	9843.3	446373.3	7906
2007	912263	6964389	370.1	11574.0	471913.0	9827
2008	891480	7251803	403.9	14535.4	490089.7	11483
2009	916571	7781448	441.7	17541.9	548767.1	13256
2010	936927	8207502	478.7	19980.4	583761.6	14174
2011	954389	8616040	516.0	24345.9	627122.6	15298
2012	950297	9115705	572.5	28119.0	688832.9	17857
2013	974398	9790483	618.2	31669.0	731401.0	19215
2014	981432	10234213	660.1	35312.4	760186.6	20441
2015	983528	10693881	701.5	40974.6	769342.5	21053
2016	983394	11172945	741.1	46344.9	793170.0	22728
2017	986649	11748972	794.0	52598.3	818311.0	24436
2018	997433	12300325	840.4	59121.9	830801.7	25453
2019	1007579	12928335	880.7	65841.4	871987.3	26596
2020	1022922	13474992	910.1	72175.0	774104.8	23013

7-5-2 2020年各地区医疗卫生事业发展总体情况

地 区	卫生机构、人员及设施			卫生经费	
	医疗卫生机构数（个）	卫生人员数（人）	医疗卫生机构床位数（张）	医疗卫生机构总收入（万元）	医疗卫生机构总支出（万元）
全　国	1022922	13474992	9100700	486899801	500186278
北　京	10599	348066	127033	24162656	23698192
天　津	5838	143185	68275	7870282	29218743
河　北	86939	674956	441962	19519929	18028864
山　西	41140	351369	223650	9381773	8313739
内蒙古	24549	254843	162072	6810813	6313861
辽　宁	34131	401501	314488	11870987	11626540
吉　林	25616	272940	173123	7757964	9885085
黑龙江	20461	310391	253345	8810549	7833539
上　海	5897	261404	152191	22488207	21551043
江　苏	35747	823261	535006	34746998	33927659
浙　江	34400	659781	361317	31546292	29491057
安　徽	29391	503172	407813	16666169	15058355
福　建	28105	351036	216753	12898225	11518737
江　西	36716	367797	285847	12358165	11108072
山　东	84872	1027917	646863	31829192	53550716
河　南	74644	940491	667156	27054463	24863059
湖　北	35447	538003	411351	21091797	18024752
湖　南	56042	614460	519902	18647544	17645007
广　东	55900	1006226	564773	48550985	45473622
广　西	33875	472215	295562	14465668	12958736
海　南	6127	94096	58474	3479726	3305961
重　庆	20922	301617	235520	11228996	10146005
四　川	82793	824459	649756	27274615	25150553
贵　州	28880	366886	276379	10392939	8857883
云　南	26626	458856	325212	13869665	12217858
西　藏	6939	41027	18586	1025720	998087
陕　西	34983	445293	272424	11630622	12002308
甘　肃	26204	228975	171866	5909202	5049683
青　海	6407	64290	41285	2262882	1979494
宁　夏	4574	71979	41261	2271777	2095307
新　疆	18158	244500	181455	9025000	8293761

7-5-2 续表

地 区	卫生经费		医疗服务	
	门诊病人次均医药费用 （元）	住院病人人均医药费用 （元）	医疗卫生机构诊疗人次数 （次）	医疗卫生机构入院人次数 （次）
全 国	**324.4**	**10619.2**	**7741048129**	**230128035**
北 京	682.1	26846.9	182288842	2537730
天 津	457.3	20252.2	97827812	1288595
河 北	289.9	10373.4	381796303	10311064
山 西	295.1	10138.6	123003226	4274680
内蒙古	310.5	9318.3	96123394	2943002
辽 宁	369.3	11362.9	162991678	5758321
吉 林	322.2	11955.9	92785361	3066696
黑龙江	332.0	10950.7	85003332	3581135
上 海	476.0	21902.1	225640261	3751286
江 苏	337.7	12681.6	533555175	13565947
浙 江	306.6	12303.2	604998673	9648173
安 徽	283.4	8664.2	346065533	9501655
福 建	313.6	10435.7	240447642	5313618
江 西	305.0	9294.7	219947192	8066367
山 东	305.9	11003.9	613289478	16619279
河 南	236.8	9373.7	573645895	18294226
湖 北	300.8	11174.1	294560007	10259899
湖 南	345.6	8777.8	267226932	14867098
广 东	342.1	13839.2	726395018	15643005
广 西	243.4	9813.7	231821373	9982889
海 南	324.6	11645.1	53166300	1161077
重 庆	363.1	9412.1	170277291	6761524
四 川	298.1	9097.7	512277273	17563493
贵 州	274.3	6584.8	162092511	7813716
云 南	245.3	6956.7	269825202	9704931
西 藏	251.6	7961.9	16283090	331088
陕 西	288.8	8740.8	176644472	6756796
甘 肃	211.7	6132.5	110440999	4312611
青 海	252.9	9114.0	24002967	1009960
宁 夏	256.3	8676.3	39628932	1068917
新 疆	260.5	8328.7	106995965	4369257

7-5-3　历年中国卫生总费用筹资来源情况

年　份	卫生总费用(亿元)	政府卫生支出		社会卫生支出		个人卫生支出		卫生总费用占国内生产总值比重(%)	人均卫生总费用(元)
		绝对数(亿元)	占比(%)	绝对数(亿元)	占比(%)	绝对数(亿元)	占比(%)		
2008	14535.4	3593.9	24.7	5065.6	34.9	5875.9	40.4	4.6	1094.5
2009	17541.9	4816.3	27.5	6154.5	35.1	6571.2	37.5	5.0	1314.3
2010	19980.4	5732.5	28.7	7196.6	36.0	7051.3	35.3	4.9	1490.1
2011	24345.9	7464.2	30.7	8416.5	34.6	8465.3	34.8	5.0	1804.5
2012	28119.0	8432.0	30.0	10030.7	35.7	9656.3	34.3	5.2	2068.8
2013	31669.0	9545.8	30.1	11393.8	36.0	10729.3	33.9	5.3	2316.2
2014	35312.4	10579.2	30.0	13437.8	38.1	11295.4	32.0	5.5	2565.5
2015	40974.6	12475.3	30.5	16506.7	40.3	11992.7	29.3	6.0	2962.2
2016	46344.9	13910.3	30.0	19096.7	41.2	13337.9	28.8	6.2	3328.6
2017	52598.3	15205.9	28.9	22258.8	42.3	15133.6	28.8	6.3	3756.7
2018	59121.9	16399.1	27.7	25810.8	43.7	16912.0	28.6	6.4	4206.7
2019	65841.4	18017.0	27.4	29150.6	44.3	18673.9	28.4	6.7	4669.3
2020	72175.0	21941.9	30.4	30273.7	41.9	19959.4	27.7	7.1	5111.1
2021	76845.0	20676.1	26.9	34963.3	45.5	21205.7	27.6	6.7	5440.0

8

人口、经济、社会统计

简要说明

一、本章主要介绍全国及 31 个省、自治区、直辖市全国人口基本情况、全国各地区人口数、全国各地区人口年龄结构、全国各地区性别比、人口密度与抚养比、国内生产总值与一般公共预算收支、2020 年各地区生产总值与一般公共预算收支、全国就业和工资情况、全国农村居民贫困情况，包括人口出生率、人口死亡率、人口自然增长率、人口年龄构成、少年儿童抚养比、老年人口抚养比、人口总抚养比、国内生产总值、人均 GDP、一般公共预算收入、一般公共预算支出、城镇登记失业率等。

二、本章数据来源于《中国统计年鉴》《中国卫生健康统计年鉴》。

主要指标解释

人口数 指一定时点、一定范围内有生命的个人总和。年度统计的年末人口数指每年 12 月 31 日 24 时的人口数。年度统计的全国人口数不包括台湾省和港澳台同胞以及海外华侨人数。

出生率 又称粗出生率。指年内一定地区出生人数与同期平均人数之比，一般用‰表示。出生人数指活产数，年平均人数指年初和年底人口数的平均数，也可用年中人口数代替。

死亡率 又称粗死亡率。指年内一定地区的死亡人数与同期平均人数之比，一般用‰表示。

人口自然增长率 指年内一定地区的人口自然增加数（出生人数减死亡人数）与同期平均人数之比（或者人口自然增长率=出生率-死亡率），一般用‰表示。

城镇人口和乡村人口 其定义有三种口径。第一种口径（按行政建制）：城镇人口指市辖区内和县辖镇的全部人口；乡村人口指县辖乡人口。第二种口径（按常住人口划分）：城镇是指设区的市的区人口，不设区的市的街道人口和不设区的市所辖镇的居民委员会人口，县辖镇的居民委员会人口；乡村人口指上述人口以外的全部人口。第三种口径：按国家统计局 1999 年发布的《关于统计上划分城乡的规定（试行）》计算的。1952-1980 年为第一种口径的数据，1981-1999 年为第二种口径的数据，2000-2011 年按第三种口径计算。

性别比 指男性人数与女性人数之比。计算公式：男性人数/女性人数×100%。

人口密度 指一定时期单位土地面积上的人口数。计算公式：人口密度=某地区人口数/该地区土地面积（人/平方公里）

总抚养比 又称总负担系数，指人口总体中非劳动年龄人口与劳动年龄人口之比。通常用%表示。说明每 100 名劳动年龄人口大致要负担多少名非劳动年龄人口。用于从人口角度反映人口与经济发展的基本关系。计算公式：负担系数=（0-14 岁人口+65 岁以上人口）/（15-64 岁人口）×100%。

少年儿童抚养比 又称少年儿童抚养系数，指某一人口中少年儿童人口数与劳动年龄人口数之比。通常用%表示。说明每 100 名劳动年龄人口大致要负担多少名少年儿童。用于从人口角度反映人口与经济发展的基本关系。计算公式：负担少年系数=（0-14 岁人口）/（15-64 岁人口）×100%。

老年人口抚养比 又称老年人口抚养系数，指某一人口中老年人口数与劳动年龄人口数之比。通常用%表示。说明每 100 名劳动年龄人口大致要负担多少名老年人。老年人口抚养比是从经济角度反映人口老化社会后果的指标之一。计算公式：负担老年系数=（65 岁以上人口）/（15-64 岁人口）×100%。

国内生产总值（GDP） 指一个国家或地区所有常住单位在一定时期内生产活动的最终成果。国内生产总值有三种表现形式，即价值形态、收入形态和产品形态。从价值形态看，它是所有常住单位在一定时期内生产的全部货物和服务价值超过同期的中间投入的全部非固定资产货物和服务价值的差额，即所有常住单位的增加值之和；从收入形态来看，它是所有常住单位在一定时期内创造并分配给常住单位和非常住单位的初次收入分配之和；从产品形态看，它是所有常住单位在一定时期内最终使用的货物和服务价值，与货物和服务净出口价值之和。在实际核算中，国内生产总值有三种计算方法，即生产法（总产出减中间投入）、收入法（由劳动者报酬、生产税净额、固定资产折旧、营业盈余组成）和支出法（由最终消费、资本形成总额、货物和服务净出口组成）。三种方法分别从不同的方面反映国内生产总值。

一般公共预算收入 指政府凭借国家政治权力，以社会管理者身份筹集以税收为主体的财政收入，用于保障和改善民生、维持国家机构正常运转、保障国家安全等方面的各项收支。全国一般公共预算收入与支出决算由中央级决算和地方总决算组成。省（自治区、直辖市）级决算及其所属市（州）、县（区）总决算汇总组成省（自治区、直辖市）总决算；各省（自治区、直辖市）总决算汇总成地方总决算。中央级决算、省（自治区、直辖市）级决算和市（州）、县（区）总决算，由同级主管部门汇总的行政事业单位决算、企业财务决算、基本建设财务决算和金库年报、税收年报等组成。

城镇登记失业人员 指有非农业户口，在一定的劳动年龄内，有劳动能力，无业而要求就业，并在当地就业服务机构进行求职登记的人员。

城镇登记失业率 指城镇登记失业人数同城镇从业人数与城镇登记失业人数之和的比。计算公式：城镇登记失业率=城镇登记失业人数/（城镇从业人数+城镇登记失业人数）×100%。城镇登记失业率指城镇登记失业人员与城镇单位从业人员（扣除使用的农村劳动力、聘用的离退休人员、港澳台及外方人员）、城镇单位中的不在岗职工、城镇私营企业主、个体户主、城镇私营企业和个体从业人员、城镇登记失业人员之和的比。

8-1-1 全国人口基本情况

指 标	2014	2015	2016	2017	2018	2019	2020
年末总人口(万人)	137646	138326	139232	140011	140541	141008	141212
按性别分(万人)							
男性人口	70522	70857	71307	71650	71864	72039	72357
女性人口	67124	67469	67925	68361	68677	68969	68855
按城乡分(万人)							
城镇人口	76738	79302	81924	84343	86433	88426	90220
农村人口	60908	59024	57308	55668	54108	52582	50992
性别比重(%)							
男性人口	51.2	51.2	51.2	51.2	51.1	51.1	51.2
女性人口	48.8	48.8	48.8	48.8	48.9	48.9	48.8
出生率(‰)	13.8	12.0	13.6	12.6	10.9	10.4	8.5
死亡率(‰)	7.1	7.1	7.0	7.1	7.1	7.1	7.1
自然增长率(‰)	6.7	4.9	6.5	5.6	3.8	3.3	1.5
人口年龄构成(%)							
0~14岁人口	16.5	16.5	16.7	16.8	16.9	16.8	17.9
15~64岁人口	73.4	73.0	72.5	71.8	71.2	70.6	68.6
65岁及以上人口	10.1	10.5	10.8	11.4	11.9	12.6	13.5
人口总抚养比(%)	36.2	37.0	37.9	39.3	40.4	41.5	45.9
少年儿童抚养比(%)	22.5	22.6	22.9	23.4	23.7	23.8	26.2
老年人口抚养比(%)	13.7	14.3	15.0	15.9	16.8	17.8	19.7

8-1-2　全国各地区人口数

单位：万人

地　区	2011	2012	2013	2014	2015
总　　计	134916	135922	136726	137646	138326
北　京	2024	2078	2125	2171	2188
天　津	1341	1378	1410	1429	1439
河　北	7232	7262	7288	7323	7345
山　西	3562	3548	3535	3528	3519
内蒙古	2470	2464	2455	2449	2440
辽　宁	4379	4375	4365	4358	4338
吉　林	2725	2698	2668	2642	2613
黑龙江	3782	3724	3666	3608	3529
上　海	2356	2399	2448	2467	2458
江　苏	8023	8120	8192	8281	8315
浙　江	5570	5685	5784	5890	5985
安　徽	5972	5978	5988	5997	6011
福　建	3784	3841	3885	3945	3984
江　西	4474	4475	4476	4480	4485
山　东	9665	9708	9746	9808	9866
河　南	9461	9532	9573	9645	9701
湖　北	5760	5781	5798	5816	5850
湖　南	6581	6590	6600	6611	6615
广　东	10756	11041	11270	11489	11678
广　西	4655	4694	4731	4770	4811
海　南	890	910	920	936	945
重　庆	2944	2975	3011	3043	3070
四　川	8064	8085	8109	8139	8196
贵　州	3530	3587	3632	3677	3708
云　南	4620	4631	4641	4653	4663
西　藏	309	315	317	325	330
陕　西	3765	3787	3804	3827	3846
甘　肃	2552	2550	2537	2531	2523
青　海	568	571	571	576	577
宁　夏	648	659	666	678	684
新　疆	2225	2253	2285	2325	2385

8-1-2 续表

单位: 万人

地 区	2016	2017	2018	2019	2020
总 计	139232	140011	140541	141008	141212
北 京	2195	2194	2192	2190	2189
天 津	1443	1410	1383	1385	1387
河 北	7375	7409	7426	7447	7464
山 西	3514	3510	3502	3497	3490
内蒙古	2436	2433	2422	2415	2403
辽 宁	4327	4312	4291	4277	4255
吉 林	2567	2526	2484	2448	2399
黑龙江	3463	3399	3327	3255	3171
上 海	2467	2466	2475	2481	2488
江 苏	8381	8423	8446	8469	8477
浙 江	6072	6170	6273	6375	6468
安 徽	6033	6057	6076	6092	6105
福 建	4016	4065	4104	4137	4161
江 西	4496	4511	4513	4516	4519
山 东	9973	10033	10077	10106	10165
河 南	9778	9829	9864	9901	9941
湖 北	5885	5904	5917	5927	5745
湖 南	6625	6633	6635	6640	6645
广 东	11908	12141	12348	12489	12624
广 西	4857	4907	4947	4982	5019
海 南	957	972	982	995	1012
重 庆	3110	3144	3163	3188	3209
四 川	8251	8289	8321	8351	8371
贵 州	3758	3803	3822	3848	3858
云 南	4677	4693	4703	4714	4722
西 藏	340	349	354	361	366
陕 西	3874	3904	3931	3944	3955
甘 肃	2520	2522	2515	2509	2501
青 海	582	586	587	590	593
宁 夏	695	705	710	717	721
新 疆	2428	2480	2520	2559	2590

8-1-3 全国各地区人口年龄结构

地 区	年龄别人口(万人)					
	2010			2020		
	0-14岁	15-64岁	65岁及以上	0-14岁	15-64岁	65岁及以上
总 计	22246	99843	11883	25338	96576	19064
北 京	169	1622	171	259	1639	291
天 津	127	1057	110	187	995	205
河 北	1209	5384	592	1509	4913	1039
山 西	611	2690	271	571	2470	450
内蒙古	348	1936	187	338	1753	314
辽 宁	500	3424	451	474	3044	742
吉 林	329	2187	230	282	1750	376
黑龙江	458	3054	319	329	2359	497
上 海	199	1870	233	244	1839	405
江 苏	1023	5986	857	1289	5813	1373
浙 江	719	4216	508	868	4732	857
安 徽	1070	4275	606	1174	4013	916
福 建	571	2828	291	803	2890	461
江 西	975	3143	339	992	2990	537
山 东	1507	7129	943	1906	6710	1536
河 南	1975	6642	786	2299	6297	1340
湖 北	796	4407	520	942	3991	842
湖 南	1157	4769	642	1297	4363	984
广 东	1762	7965	704	2375	9145	1081
广 西	999	3178	425	1184	3217	611
海 南	173	626	68	201	702	105
重 庆	490	2061	333	510	2148	547
四 川	1364	5797	881	1347	5604	1417
贵 州	876	2300	298	924	2486	446
云 南	953	3293	351	924	3290	507
西 藏	73	212	15	89	255	21
陕 西	549	2865	318	685	2741	527
甘 肃	464	1883	211	485	1702	315
青 海	118	409	35	123	418	51
宁 夏	135	454	40	147	504	69
新 疆	453	1593	135	581	1804	201

注：2010年、2020年系人口普查数字。

8-1-3 续表

地 区	年龄构成(%)					
	2010			2020		
	0-14岁	15-64岁	65岁及以上	0-14岁	15-64岁	65岁及以上
总 计	**16.6**	**74.5**	**8.9**	**18.0**	**68.5**	**13.5**
北 京	8.6	82.7	8.7	11.8	74.9	13.3
天 津	9.8	81.7	8.5	13.5	71.8	14.8
河 北	16.8	74.9	8.2	20.2	65.9	13.9
山 西	17.1	75.3	7.6	16.4	70.7	12.9
内蒙古	14.1	78.3	7.6	14.0	72.9	13.1
辽 宁	11.4	78.3	10.3	11.1	71.5	17.4
吉 林	12.0	79.6	8.4	11.7	72.7	15.6
黑龙江	12.0	79.7	8.3	10.3	74.1	15.6
上 海	8.6	81.3	10.1	9.8	73.9	16.3
江 苏	13.0	76.1	10.9	15.2	68.6	16.2
浙 江	13.2	77.5	9.3	13.4	73.3	13.3
安 徽	18.0	71.8	10.2	19.2	65.7	15.0
福 建	15.5	76.7	7.9	19.3	69.6	11.1
江 西	21.9	70.5	7.6	22.0	66.2	11.9
山 东	15.7	74.4	9.8	18.8	66.1	15.1
河 南	21.0	70.6	8.4	23.1	63.4	13.5
湖 北	13.9	77.0	9.1	16.3	69.1	14.6
湖 南	17.6	72.6	9.8	19.5	65.7	14.8
广 东	16.9	76.4	6.8	18.8	72.6	8.6
广 西	21.7	69.1	9.2	23.6	64.2	12.2
海 南	20.0	72.2	7.8	20.0	69.6	10.4
重 庆	17.0	71.5	11.6	15.9	67.0	17.1
四 川	17.0	72.1	11.0	16.1	67.0	16.9
贵 州	25.2	66.2	8.6	24.0	64.5	11.6
云 南	20.7	71.6	7.6	19.6	69.7	10.7
西 藏	24.4	70.5	5.1	24.5	69.8	5.7
陕 西	14.7	76.8	8.5	17.3	69.3	13.3
甘 肃	18.2	73.6	8.2	19.4	68.0	12.6
青 海	20.9	72.8	6.3	20.8	70.5	8.7
宁 夏	21.5	72.1	6.4	20.4	70.0	9.6
新 疆	20.8	73.0	6.2	22.5	69.8	7.8

8-1-4 全国各地区性别比、人口密度与抚养比

地　区	性别比(女=100)			人口密度(人/千米²)
	2000	2010	2020	2000
总　计	**106.7**	**105.2**	**104.8**	**132**
北　京	109.0	106.8	104.7	823
天　津	104.0	114.5	106.3	886
河　北	103.7	102.8	102.0	359
山　西	107.3	105.6	104.1	211
内蒙古	107.2	108.1	104.3	20
辽　宁	104.0	102.5	99.7	290
吉　林	104.9	102.7	99.7	146
黑龙江	104.6	103.2	100.3	81
上　海	105.7	106.2	107.3	2657
江　苏	102.6	101.5	103.2	725
浙　江	105.6	105.7	109.0	459
安　徽	106.6	103.4	103.9	429
福　建	106.4	106.0	106.9	286
江　西	108.3	107.5	106.6	248
山　东	102.5	102.3	102.7	579
河　南	106.6	102.1	100.6	554
湖　北	108.6	105.6	105.8	324
湖　南	109.0	105.8	104.8	304
广　东	103.8	109.0	113.1	486
广　西	112.7	108.3	107.0	190
海　南	109.8	110.9	112.9	232
重　庆	108.0	102.4	102.2	375
四　川	107.0	103.1	102.2	172
贵　州	110.1	106.9	104.5	200
云　南	110.1	107.8	107.2	109
西　藏	102.6	105.7	110.3	2.1
陕　西	108.4	106.9	104.8	175
甘　肃	107.6	104.4	103.1	56
青　海	107.1	107.4	105.0	7.2
宁　夏	105.3	105.1	103.8	108
新　疆	107.3	105.3	106.9	12

注：2000年、2010年、2020年系人口普查数字。

8-1-4 续表

地 区	少年儿童抚养比(%)			老年人口抚养比(%)		
	2000	2010	2020	2000	2010	2020
总 计	**32.7**	**22.3**	**26.2**	**10.0**	**12.0**	**19.7**
北 京	17.4	10.4	15.8	10.8	10.5	17.8
天 津	22.4	12.0	18.8	11.1	10.4	20.6
河 北	32.5	22.5	30.7	9.8	11.0	21.1
山 西	38.0	22.7	23.1	9.1	10.1	18.2
内蒙古	29.0	18.0	19.3	7.3	9.7	17.9
辽 宁	23.7	14.6	15.6	10.5	13.2	24.4
吉 林	25.2	15.1	16.1	7.8	10.5	21.5
黑龙江	25.0	15.0	13.9	7.2	10.4	21.1
上 海	16.0	10.6	13.3	15.1	12.5	22.0
江 苏	27.5	17.1	22.2	12.2	14.3	23.6
浙 江	24.7	17.1	18.3	12.1	12.1	18.1
安 徽	38.1	24.7	29.3	11.1	14.2	22.8
福 建	32.7	20.2	27.8	9.3	10.3	15.9
江 西	38.3	31.1	33.2	9.0	10.8	18.0
山 东	29.3	21.2	28.4	11.3	13.2	22.9
河 南	38.7	29.7	36.5	10.4	11.8	21.3
湖 北	32.3	18.1	23.6	8.9	11.8	21.1
湖 南	31.4	24.3	29.7	10.3	13.5	22.6
广 东	34.6	22.1	26.0	8.7	8.9	11.8
广 西	39.4	31.4	36.8	10.7	13.4	19.0
海 南	41.6	27.4	28.7	10.0	11.2	15.0
重 庆	31.3	23.9	23.7	11.3	16.5	25.5
四 川	32.4	23.5	24.0	10.6	15.2	25.3
贵 州	47.4	38.3	37.2	9.1	13.2	17.9
云 南	38.3	28.9	28.1	8.8	10.6	15.4
西 藏	48.8	34.6	35.1	7.1	7.2	8.1
陕 西	36.2	19.2	25.0	8.6	11.1	19.2
甘 肃	39.7	24.7	28.5	7.3	11.2	18.5
青 海	38.5	28.8	29.5	6.1	8.7	12.3
宁 夏	42.4	29.6	29.1	6.6	8.9	13.7
新 疆	40.1	28.0	32.2	6.6	8.9	11.1

8-2-1　2020年城镇非私营单位就业人员平均工资

单位: 元

地　区	社平工资
北　京	178178
天　津	114682
河　北	77323
山　西	74739
内蒙古	85310
辽　宁	79472
吉　林	77995
黑龙江	74554
上　海	171884
江　苏	103621
浙　江	108645
安　徽	85854
福　建	88149
江　西	78182
山　东	87749
河　南	70239
湖　北	85052
湖　南	79122
广　东	108045
广　西	82751
海　南	86609
重　庆	93816
四　川	88559
贵　州	89228
云　南	93133
西　藏	121005
陕　西	83520
甘　肃	79730
青　海	101401
宁　夏	97438
新　疆	86343

8-3-1　国内生产总值

年　份	国民总收入 (亿元)	人均国民总收入 (元)	国内生产总值 (亿元)	人均国内生产总值 (元)
1998	83817.6	6748.9	85195.5	6859.9
1999	89366.5	7133.7	90564.4	7229.3
2000	99066.1	7845.9	100280.1	7942.1
2001	109276.2	8591.9	110863.1	8716.7
2002	120480.4	9409.6	121717.4	9506.2
2003	136576.3	10600.5	137422.0	10666.1
2004	161415.4	12454.2	161840.2	12486.9
2005	185998.9	14266.8	187318.9	14368.0
2006	219028.5	16706.7	219438.5	16738.0
2007	270704.0	20540.8	270092.3	20494.4
2008	321229.5	24250.1	319244.6	24100.2
2009	347934.9	26135.8	348517.7	26179.5
2010	410354.1	30676.0	412119.3	30807.9
2011	483392.8	35939.0	487940.2	36277.1
2012	537329.0	39679.0	538580.0	39771.4
2013	588141.2	43142.9	592963.2	43496.6
2014	644380.2	46971.3	643563.1	46911.7
2015	685571.2	49684.1	688858.2	49922.3
2016	742694.1	53516.3	746395.1	53783.0
2017	830945.7	59514.2	832035.9	59592.3
2018	915243.5	65245.9	919281.1	65533.7
2019	983751.2	70131.2	986515.2	70328.2
2020	1008782.5	71489.1	1015986.2	71999.6

8-3-2　2020年各地区生产总值与一般公共预算收支

地　区	地区生产总值 (亿元)	人均地区生产总值 (元)	地方一般公共预算收入 (亿元)	地方一般公共预算支出 (亿元)
北　京	36102.6	164889.5	5483.9	7116.2
天　津	14083.7	101614.2	1923.1	3151.4
河　北	36206.9	48564.0	3826.5	9022.8
山　西	17651.9	50527.9	2296.6	5110.9
内蒙古	17359.8	72062.4	2051.2	5270.2
辽　宁	25115.0	58872.4	2655.8	6014.2
吉　林	12311.3	50799.8	1085.0	4127.2
黑龙江	13698.5	42634.6	1152.5	5449.4
上　海	38700.6	155768.1	7046.3	8102.1
江　苏	102719.0	121231.0	9059.0	13681.6
浙　江	64613.3	100620.3	7248.2	10082.0
安　徽	38680.6	63426.5	3216.0	7473.6
福　建	43903.9	105818.0	3079.0	5216.1
江　西	25691.5	56871.1	2507.5	6674.1
山　东	73129.0	72151.4	6559.9	11233.5
河　南	54997.1	55435.0	4168.8	10372.7
湖　北	43443.5	74440.5	2511.5	8442.9
湖　南	41781.5	62900.3	3008.7	8403.1
广　东	110760.9	88210.0	12923.8	17430.8
广　西	22156.7	44309.0	1716.9	6179.5
海　南	5532.4	55130.9	816.1	1972.5
重　庆	25002.8	78170.4	2094.9	4893.9
四　川	48598.8	58125.5	4260.9	11198.5
贵　州	17826.6	46266.7	1786.8	5739.5
云　南	24521.9	51975.2	2116.7	6974.0
西　藏	1902.7	52345.0	221.0	2210.9
陕　西	26181.9	66291.6	2257.3	5930.3
甘　肃	9016.7	35994.8	874.6	4163.4
青　海	3005.9	50818.6	298.0	1932.8
宁　夏	3920.6	54527.8	419.4	1480.4
新　疆	13797.6	53593.2	1477.2	5533.2

注：地方一般公共预算收入(支出)为地方财政本级收入(支出)。

8-3-3　全国就业和工资情况

年　份	年　底从业人员（万人）	第一产业	第二产业	第三产业	城　镇从业人员（万人）	城镇登记失业人员（万人）	城镇登记失业率（%）	城镇单位就业人员平均工资（元）
2000	72085	36043	16219	19823	23151	595	3.1	9333.0
2005	74647	33442	17766	23439	27331	839	4.2	18200.0
2010	76105	27931	21842	26332	34687	908	4.1	36539.0
2014	76349	22372	23057	30920	39310	952	4.1	56360.0
2015	76320	21418	22644	32258	40410	966	4.1	62029.0
2016	76245	20908	22295	33042	42051	982	4.0	67569.0
2017	76058	20295	21762	34001	43208	972	3.9	74318.0
2018	75782	19515	21356	34911	44292	974	3.8	82413.0
2019	75447	18652	21234	35561	45249	945	3.6	90501.0
2020	75064	17715	21543	35806	46271	1160	4.2	97379.0

8-3-4　全国农村居民贫困情况

指　标	2000	2005	2010	2014	2015	2016	2017	2018	2019	2020
贫困标准(元/人)	625	683	1274	2300	2300	2300	2300	2300	2300	2300
贫困人口(万人)	3209	2365	2688	7017	5575	4335	3046	1660	551	0
贫困发生率(%)	3.5	2.5	2.8	7.2	5.7	4.5	3.1	1.7	0.6	0.0

8-3-5　全国居民人均收支情况

单位: 元

年　份	全国居民人均可支配收入	全国居民人均消费支出	城镇居民人均可支配收入	城镇居民人均消费支出	农村居民人均可支配收入	农村居民人均消费支出
2014	20167.1	14491.4	28843.9	19968.1	10488.9	8382.6
2015	21966.2	15712.4	31194.8	21392.4	11421.7	9222.6
2016	23821.0	17110.7	33616.2	23078.9	12363.4	10129.8
2017	25973.8	18322.1	36396.2	24445.0	13432.4	10954.5
2018	28228.0	19853.1	39250.8	26112.3	14617.0	12124.3
2019	30732.8	21558.9	42358.8	28063.4	16020.7	13327.7
2020	32188.8	21209.9	43833.8	27007.4	17131.5	13713.4

附录
国际比较、港澳台

简要说明

一、本章主要介绍世界各个国家和地区、港澳台的主要卫生费用支出情况及经济指标情况。主要包括：人均卫生费用支出、劳动人口、就业人口、本地生产总值、本地居民总收入等。

二、本章数据来源于《中国统计年鉴》《中国卫生健康统计年鉴》。

主要指标解释

总和生育率 指每个妇女度过她的整个育龄期根据现时年龄别生育率可能生育的孩子数。

附录-1-1 人口与社会经济

序列	国家(地区)	总人口 (千人) 2019	0～14岁 人口 (%) 2013	60岁及 以上人口 (%) 2013	人口 年增长率 (%) 2003～2013	城镇人口(%)			
						2010	2011	2012	2013
1	阿富汗	38042	47	4	2.8	23	24	24	26
2	阿尔巴尼亚	2881	21	15	-0.2	52	53	55	55
3	阿尔及利亚	43053	28	7	1.7	66	73	74	70
4	安道尔	77	15	23	0.5	88	87	...	86
5	安哥拉	31825	47	4	3.3	59	59	60	43
6	安提瓜和巴布达	97	26	13	1.1	30	30	30	25
7	阿根廷	44781	24	15	0.9	92	93	93	92
8	亚美尼亚	2958	20	14	-0.2	64	64	64	63
9	澳大利亚	25203	19	20	1.6	89	89	89	89
10	奥地利	8955	15	24	0.4	68	68	68	66
11	阿塞拜疆	10048	22	9	1.2	52	54	54	54
12	巴哈马群岛	389	21	12	1.8	84	84	84	83
13	巴林群岛	1641	21	3	5.5	89	89	89	89
14	孟加拉国	163046	30	7	1.2	28	28	29	33
15	巴巴多斯岛	287	19	16	0.5	44	44	45	32
16	白俄罗斯	9452	15	20	-0.4	75	75	75	76
17	比利时	11539	17	24	0.7	97	97	98	98
18	伯利兹	390	34	6	2.5	52	45	45	44
19	贝宁湾	11801	43	5	3.0	42	45	46	43
20	不丹	763	28	7	2.0	35	36	36	37
21	玻利维亚	11513	35	7	1.7	67	67	67	68
22	波黑	3301	16	21	-0.2	49	48	49	40
23	博茨瓦纳	2304	34	6	1.0	61	62	62	57
24	巴西	211050	24	11	1.0	87	85	85	85
25	文莱	433	25	8	1.7	76	76	76	77
26	保加利亚	7000	14	26	-0.8	71	73	74	73
27	布基纳法索	20321	46	4	2.9	26	27	27	28
28	布隆迪	11531	44	4	3.4	11	11	11	12
29	佛得角	550	30	7	0.7	61	63	63	64
30	柬埔寨	16487	31	8	1.6	20	20	20	20
31	喀麦隆	25876	43	5	2.6	58	52	53	53
32	加拿大	37411	16	21	1.1	81	81	81	82

附录-1-1 续表 1

总和生育率(%)			成人识字率 (%) 2007~2012	人均国民收入(美元，购买力平价)				日均<1美元 (购买力平价) 人口(%) 2007~2012
2000	2010	2013		2010	2011	2012	2013	
7.7	6.3	4.9	...	1060	1140	1560	2000	...
2.2	1.5	1.8	97	8740	8820	9280	10520	<2.0
2.6	2.3	2.8	...	8180	8310	8360	12990	...
1.4	1.3	1.4	...	...	...	...	...	...
6.8	5.4	5.9	70	5410	5230	5400	6770	43.4
2.7	2.1	2.1	99	20240	17900	18920	20070	
2.5	2.2	2.2	98	15570	17130	...	...	<2.0
1.7	1.7	1.7	100	5660	6100	8820	8140	<2.0
1.8	1.9	1.9	...	...	38110	43300	42540	...
1.4	1.4	1.5	...	39790	42050	43390	43840	...
2.0	2.2	1.9	100	9280	8960	9310	16180	<2.0
2.2	1.9	1.9	...	...	...	29020	...	...
2.6	2.5	2.1	92	...	...	...	...	...
3.0	2.2	2.2	58	1810	1940	2030	2810	43.3
1.5	1.6	1.8	...	...	...	25670	...	...
1.2	1.4	1.5	100	13590	14460	14960	16940	<2.0
1.6	1.8	1.9	...	38260	39190	39860	40280	...
3.6	2.8	2.7	...	6210	6090	7630	8160	...
6.0	5.3	4.8	42	1590	1620	1550	1780	51.6
3.8	2.4	2.2	...	4990	5570	6200	7210	2.4
4.1	3.3	3.2	91	4640	4890	4880	5750	8.0
1.4	1.1	1.3	98	8810	9190	9650	9820	<2.0
3.4	2.8	2.6	85	13700	14550	16060	15500	13.4
2.4	1.8	1.8	90	11000	11420	11530	14750	3.8
2.5	2.0	2.0	95	...	...	...	...	...
1.2	1.5	1.5	98	13290	14160	15450	15200	<2.0
6.3	5.9	5.6	29	1250	1300	1490	1560	44.5
5.8	4.3	6.0	67	400	610	550	820	...
3.7	2.4	2.3	85	3820	3980	4930	6220	13.7
3.9	2.6	2.9	74	2080	2230	2330	2890	10.1
5.0	4.5	4.8	71	2270	2330	2270	2660	27.6
1.5	1.7	1.7	...	38310	39660	42530	42610	<2.0

附录-1-1　续表 2

序列	国家(地区)	总人口 (千人) 2019	0～14岁 人口 (%) 2013	60岁及 以上人口 (%) 2013	人口 年增长率 (%) 2003～2013	城镇人口(%)			
						2010	2011	2012	2013
33	中非	4745	40	6	1.9	39	39	39	40
34	乍得	15947	48	4	3.2	28	22	22	22
35	智利	18952	21	14	1.0	89	89	89	89
36	中国	1441860	18	14	0.6	47	51	52	53
37	哥伦比亚	50339	28	10	1.4	75	75	76	76
38	科摩罗	851	42	5	2.5	28	28	28	28
39	刚果	5381	42	5	2.8	62	64	64	65
40	库克岛	18	30	9	1.0	75	74	...	74
41	哥斯达黎加	5048	24	11	1.6	64	65	65	75
42	科特迪瓦	25717	41	5	1.8	51	51	52	53
43	克罗地亚	4130	15	25	-0.3	58	58	58	58
44	古巴	11333	16	19	0.0	75	75	75	77
45	塞浦路斯	1199	17	17	1.3	70	70	71	67
46	捷克	10689	15	24	0.5	74	73	73	73
47	朝鲜	25666	22	13	0.6	60	60	60	61
48	刚果民主共和国	86791	45	5	2.8	35	34	35	42
49	丹麦	5772	18	24	0.4	87	87	87	87
50	吉布提	974	34	6	1.5	76	77	77	77
51	多米尼加	72	26	13	0.3	67	67	...	69
52	多米尼加共和国	10739	30	9	1.4	69	70	70	77
53	厄瓜多尔	17374	30	10	1.7	67	67	68	63
54	埃及	100388	31	9	1.7	43	43	44	43
55	萨尔瓦多	6454	30	10	0.5	64	65	65	66
56	赤道几内亚	1356	39	5	2.9	40	39	40	40
57	厄立特里亚	3497	43	4	3.5	22	21	22	22
58	爱沙尼亚	1326	16	24	-0.4	69	69	70	68
59	斯瓦蒂尼(原斯威士兰)	1148	38	5	1.4	21	21	21	21
60	埃塞俄比亚	112079	43	5	2.7	17	17	17	19
61	斐济	890	29	9	0.8	52	52	53	53
62	芬兰	5532	16	26	0.4	85	84	84	84
63	法国	65130	18	24	0.6	85	86	86	79
64	加蓬	2173	38	7	2.4	86	86	87	87
65	冈比亚	2348	46	4	3.2	58	57	58	58

附录-1-1　续表 3

总和生育率(%)			成人识字率(%) 2007～2012	人均国民收入(美元，购买力平价)				日均<1美元 (购买力平价) 人口(%) 2007～2012
2000	2010	2013		2010	2011	2012	2013	
5.4	4.6	4.4	57	790	810	1080	600	62.8
6.6	6.0	6.3	35	1220	1360	1620	2000	36.5
2.1	1.9	1.8	99	14590	16330	21310	21030	<2.0
1.8	1.6	1.7	95	7640	8390	9040	11850	6.3
2.6	2.4	2.3	94	9060	9560	9990	11890	5.6
4.3	4.9	4.7	76	1090	1110	1210	1560	...
4.8	4.5	5.0	...	3220	3240	3450	4720	32.8
3.2	2.4	2.3	...	...	...	...	...	...
2.4	1.8	1.8	96	11270	11860	12500	13570	<2.0
5.2	4.4	4.9	57	1810	1710	1920	2900	35.0
1.4	1.5	1.5	99	18860	18760	20200	20370	<2.0
1.6	1.5	1.4	100	...	...	...	...	
1.7	1.5	1.5	99	30300	...	29840	28830	
1.1	1.5	1.6	...	23620	24370	24720	25530	<2.0
2.0	2.0	2.0	100	...	...	...	...	
6.9	5.8	5.9	67	320	340	390	680	...
1.8	1.9	1.9	...	40230	41900	43430	44460	<2.0
4.8	3.8	3.4	...	...	...	...	...	...
2.3	2.1	2.1	...	11990	13000	11980	9800	...
2.9	2.6	2.5	90	9030	9420	9660	11150	2.3
3.0	2.5	2.6	92	7880	8510	9490	10310	4.0
3.3	2.7	2.8	74	6060	6120	6450	10850	<2.0
2.9	2.3	2.2	85	6550	6640	6720	7490	2.5
5.8	5.2	4.8	94	23750	25620	18570	23240	...
5.4	4.5	4.7	69	540	580	550	1180	...
1.3	1.7	1.6	100	19760	20850	22500	24230	<2.0
4.2	3.4	3.3	88	4840	5930	4760	6220	39.3
6.2	4.2	4.5	39	1040	1110	1110	1350	36.8
3.1	2.7	2.6	...	4510	4610	4690	7610	5.9
1.7	1.9	1.9	...	37290	37670	38220	38480	<2.0
1.8	2.0	2.0	...	34440	35910	36720	37580	...
4.1	3.3	4.1	89	13170	13740	14090	17220	...
5.6	4.9	5.8	51	1300	1750	1830	1620	...

附录-1-1　续表 4

序列	国家(地区)	总人口(千人) 2019	0~14岁人口(%) 2013	60岁及以上人口(%) 2013	人口年增长率(%) 2003~2013	城镇人口(%)			
						2010	2011	2012	2013
66	格鲁吉亚	3997	18	20	-0.5	53	53	53	53
67	德国	83517	13	27	-0.1	74	74	74	75
68	加纳	30418	38	5	2.4	51	52	53	53
69	希腊	10473	15	26	0.1	61	61	62	77
70	格林纳达	112	27	10	0.3	39	39	39	36
71	危地马拉	17581	40	7	2.5	49	50	50	51
72	几内亚	12771	42	5	2.4	35	35	36	36
73	几内亚比绍	1921	41	5	2.3	30	44	45	48
74	圭亚那	783	36	5	0.6	29	28	28	28
75	海地	11263	35	7	1.4	52	53	55	56
76	洪都拉斯	9746	35	7	2.0	52	52	53	54
77	匈牙利	9685	15	24	-0.2	68	69	70	70
78	冰岛	339	21	18	1.3	93	94	94	94
79	印度	1366418	29	8	1.4	30	31	32	32
80	印尼	270626	29	8	1.4	44	51	51	52
81	伊朗	82914	24	8	1.2	71	69	69	72
82	伊拉克	39310	40	5	2.6	66	66	66	69
83	爱尔兰	4882	22	17	1.4	62	62	62	63
84	以色列	8519	28	15	2.0	92	92	92	92
85	意大利	60550	14	27	0.5	68	68	69	69
86	牙买加	2948	27	11	0.5	52	52	52	54
87	日本	126860	13	32	0.0	67	91	92	93
88	约旦	10102	34	5	3.8	79	83	83	83
89	哈萨克斯坦	18551	26	10	1.1	59	54	53	53
90	肯尼亚	52574	42	4	2.7	22	24	24	25
91	基里巴斯	118	30	9	1.6	44	44	44	44
92	科威特	4207	25	4	4.6	98	98	98	98
93	吉尔吉斯	6416	30	6	1.0	35	35	35	36
94	老挝	7169	35	6	1.9	33	34	35	37
95	拉脱维亚	1907	15	24	-1.1	68	68	68	68
96	黎巴嫩	6856	21	12	2.7	87	87	87	88
97	莱索托	2125	36	6	0.9	27	28	28	26
98	利比里亚	4937	43	5	3.2	48	48	49	49

附录-1-1 续表 5

总和生育率(%)			成人识字率(%) 2007~2012	人均国民收入(美元，购买力平价)				日均<1美元(购买力平价)人口(%) 2007~2012
2000	2010	2013		2010	2011	2012	2013	
1.6	1.6	1.8	100	4990	5350	5770	7040	14.1
1.3	1.4	1.4	...	37950	40230	42230	44540	<2.0
4.7	4.2	3.9	67	1660	1810	1910	3880	...
1.3	1.5	1.5	97	27050	25100	25460	25630	<2.0
2.6	2.2	2.2	...	9890	10350	10350	11120	...
4.8	4.0	3.8	76	4650	4760	4880	7130	13.7
6.0	5.2	4.9	41	1020	1020	970	1160	40.9
5.9	5.1	4.9	55	1180	1240	1100	1240	...
2.5	2.3	2.5	85	3450	...	3340	6550	...
4.3	3.3	3.1	...	...	1180	1220	1710	...
4.0	3.1	3.0	85	3770	3820	3880	4270	16.5
1.3	1.4	1.4	99	19050	20310	20710	...	<2.0
2.0	2.1	2.1	...	27680	31020	33480	38870	<2.0
3.3	2.6	2.5	...	3550	3590	3910	5350	24.7
2.5	2.1	2.3	93	4200	4500	4730	9260	16.2
2.2	1.7	1.9	85	...	...	...	15600	...
5.0	4.7	4.0	79	3370	3750	4230	15220	3.9
1.9	2.1	2.0	...	33370	34180	35670	...	<2.0
2.9	2.9	2.9	...	27630	27110	...	32140	<2.0
1.2	1.4	1.5	99	31130	32400	32920	34100	<2.0
2.6	2.3	2.3	87	7310	...	...	8480	...
1.3	1.4	1.4	...	34640	35330	36300	37630	<2.0
3.9	3.1	3.2	96	5800	5930	5980	11660	<2.0
1.9	2.6	2.5	100	10770	11250	11780	20570	<2.0
5.0	4.7	4.4	87	1680	1710	1730	2250	...
4.3	2.9	3.0	...	3530	3300	3870	2780	...
2.4	2.3	2.6	94	...	...	...	...	...
2.7	2.7	3.1	99	2100	2180	2230	3070	5.1
4.6	2.7	3.0	...	2460	2580	2690	4570	30.3
1.2	1.5	1.6	100	16350	17700	21920	22970	<2.0
2.4	1.8	1.5	90	14080	14470	14160	17390	...
4.1	3.2	3.0	90	1960	2050	2170	3320	56.2
5.9	5.2	4.8	61	340	540	580	790	83.8

附录-1-1　续表 6

序列	国家(地区)	总人口(千人) 2019	0~14岁人口(%) 2013	60岁及以上人口(%) 2013	人口年增长率(%) 2003~2013	城镇人口(%)			
						2010	2011	2012	2013
99	利比亚	6777	30	7	1.3	78	78	78	78
100	立陶宛	2760	15	21	-1.1	67	67	67	67
101	卢森堡	616	17	19	1.7	85	85	86	90
102	马达加斯加	26969	42	5	2.8	30	33	33	34
103	马拉维	18629	45	5	2.9	20	16	16	16
104	马来西亚	31950	26	9	1.8	72	73	73	73
105	马尔代夫	531	29	7	1.8	40	41	42	43
106	马里	19658	47	4	3.1	36	35	36	38
107	马耳他	440	15	24	0.4	95	95	95	95
108	马歇尔群岛	59	30	9	0.1	72	72	...	72
109	毛里求斯	1270	20	14	0.3	42	42	42	40
110	毛里塔尼亚	4526	40	5	2.7	41	41	42	59
111	墨西哥	127576	29	10	1.2	78	78	78	79
112	密克罗尼西亚	114	35	7	-0.3	23	23	23	22
113	摩纳哥	39	18	24	1.4	100	100	...	100
114	蒙古	3225	27	6	1.4	62	69	...	70
115	黑山	628	19	19	0.1	61	63	63	64
116	摩洛哥	36472	28	8	1.1	58	57	57	59
117	莫桑比克	30366	45	5	2.6	38	31	31	32
118	缅甸	54045	25	8	0.7	34	33	33	33
119	纳米比亚	2495	36	5	1.5	38	38	39	45
120	瑙鲁	11	30	9	-0.0	100	100	...	100
121	尼泊尔	28609	35	8	1.3	19	17	17	18
122	荷兰	17097	17	23	0.4	83	83	84	89
123	新西兰	4783	20	19	1.1	86	86	86	86
124	尼加拉瓜	6546	33	7	1.3	57	58	58	58
125	尼日尔	23311	50	4	3.8	17	18	18	18
126	尼日利亚	200964	44	5	2.7	50	50	50	46
127	纽埃岛	2	30	9	-2.7	38	38	...	41
128	北马其顿(原马其顿)	2083	17	18	0.1	59	59	59	57
129	挪威	5379	19	22	1.0	79	79	80	80
130	阿曼	4975	23	4	4.2	73	73	74	77

附录-1-1　续表 7

总和生育率(%)			成人识字率(%) 2007～2012	人均国民收入(美元，购买力平价)				日均<1美元(购买力平价)人口(%) 2007～2012
2000	2010	2013		2010	2011	2012	2013	
3.2	2.6	2.4	90	...	...	...	...	...
1.3	1.5	1.5	100	17870	19640	23560	24500	<2.0
1.7	1.6	1.7	...	61790	64260	60160	...	...
5.6	4.7	4.5	65	960	950	930	1350	87.7
6.2	6.0	5.4	61	850	870	730	750	72.2
3.0	2.6	2.0	93	14220	15650	16270	22460	<2.0
2.8	1.8	2.3	...	8110	7430	7560	9890	...
5.8	6.3	6.8	33	1030	1040	1140	1540	50.6
1.6	1.3	1.4	...	24840	...	27000	28030	...
4.4	3.5	3.3	...	...	...	...	4620	...
5.1	4.5	4.7	59	1960	2400	2480	2850	23.4
2.0	1.6	1.5	89	13960	14330	15060	17220	<2.0
2.5	2.3	2.2	94	14290	15390	16450	16110	<2.0
4.3	3.5	3.3	...	3490	3580	3920	3840	...
1.2	1.5	1.5	...	...	...	...	...	...
2.2	2.5	2.4	97	3670	4290	5020	8810	...
1.8	1.7	1.7	99	12930	13700	14590	14600	<2.0
2.7	2.3	2.7	67	4600	4880	5060	7000	2.6
5.7	4.9	5.2	56	930	970	1000	1040	60.7
2.5	2.0	1.9	93	1950	...	...	...	...
4.0	3.2	3.1	89	6420	6560	7240	9590	23.5
3.5	3.1	2.9	...	...	...	...	...	...
4.0	2.7	2.3	57	1210	1260	1470	2260	23.7
1.7	1.8	1.8	...	41900	43140	43510	43210	<2.0
1.9	2.2	2.1	...	...	...	...	...	...
3.3	2.6	2.5	...	2790	3730	3890	4440	8.5
7.5	7.1	7.6	...	720	720	760	910	40.8
5.9	5.5	6.0	61	2170	2290	2450	5360	62.0
...	...	...						
1.7	1.4	1.4	97	10920	11090	11540	11520	<2.0
1.8	1.9	1.9	...	56830	61460	66960	66520	<2.0
4.4	2.3	2.9	87	...	...	...	...	...

附录-1-1　续表 8

序列	国家(地区)	总人口(千人)2019	0~14岁人口(%)2013	60岁及以上人口(%)2013	人口年增长率(%)2003~2013	城镇人口(%)			
						2010	2011	2012	2013
131	巴基斯坦	216565	34	7	1.8	36	36	37	38
132	帕劳群岛	18	30	9	0.6	83	84	...	86
133	巴拿马	4246	28	10	1.8	75	75	76	66
134	巴布亚新几内亚	8776	38	5	2.3	13	12	13	13
135	巴拉圭	7045	32	8	1.8	61	62	62	59
136	秘鲁	32510	29	9	1.2	77	77	78	78
137	菲律宾	108117	34	6	1.7	49	49	49	45
138	波兰	37888	15	21	-0.0	61	61	61	61
139	葡萄牙	10226	15	25	0.2	61	61	62	62
140	卡塔尔	2832	13	2	11.9	96	99	99	99
141	韩国	51225	15	17	0.6	83	83	83	82
142	摩尔多瓦	4043	17	17	-1.1	47	48	48	45
143	罗马尼亚	19365	15	21	-0.2	57	53	53	54
144	俄罗斯	145872	16	19	-0.1	73	74	74	74
145	卢旺达	12627	43	4	2.5	19	19	19	27
146	圣基茨和尼维斯	53	26	13	1.3	32	32	...	32
147	圣卢西亚岛	183	24	12	1.2	28	18	17	19
148	圣文森特和格林纳丁斯	111	25	10	0.1	49	49	50	50
149	萨摩亚群岛	197	38	8	0.7	20	20	20	19
150	圣马力诺	34	14	27	0.9	94	94	...	94
151	圣多美和普林西比	215	42	5	2.7	62	63	63	64
152	沙特阿拉伯	34269	29	5	2.3	82	82	83	83
153	塞内加尔	16296	44	5	2.8	42	43	43	43
154	塞黑	8772	16	21	-0.6	56	56	57	55
155	塞舌尔	98	22	10	1.0	55	54	54	53
156	塞拉利昂	7813	42	4	2.6	38	39	40	39
157	新加坡	5804	16	16	2.4	100	100	100	100
158	斯洛伐克	5457	15	19	0.1	55	55	55	54
159	斯洛文尼亚	2079	14	24	0.4	50	50	50	50
160	所罗门群岛	670	40	5	2.3	19	20	21	21
161	索马里	15443	47	5	2.7	37	38	38	39
162	南非	58558	30	9	1.2	62	62	62	64

附录-1-1　续表 9

总和生育率(%)			成人识字率 (%) 2007~2012	人均国民收入(美元，购买力平价)				日均<1美元 (购买力平价) 人口(%) 2007~2012
2000	2010	2013		2010	2011	2012	2013	
4.7	3.4	3.2	55	2790	2870	2880	4920	12.7
2.0	1.7	1.7	...	11000	11080	16870	14540	...
2.7	2.5	2.5	94	12770	14510	15150	19290	4.0
4.5	4.0	3.8	62	2420	2570	2740	2430	...
3.7	3.0	2.9	94	5050	5390	5720	7640	3.0
2.9	2.5	2.4	90	8930	9440	10090	11360	2.9
3.5	3.1	3.0	95	3980	4140	4380	7820	19.0
1.3	1.4	1.4	100	19060	20430	21170	22300	<2.0
1.4	1.3	1.3	95	24760	24440	24770	25360	...
3.1	2.3	2.0	96	...	86440	...	123860	...
1.4	1.3	1.3	...	29010	30370	30970	33440	...
1.6	1.5	1.5	99	3360	3640	3630	5190	<2.0
1.3	1.4	1.4	98	14060	15120	16860	18060	<2.0
1.2	1.5	1.5	100	19190	20560	22720	23200	<2.0
5.9	5.4	4.5	66	1150	1270	1320	1430	63.0
2.2	1.8	1.8	...	15850	16470	17630	20400	...
2.3	2.0	1.9	...	10520	11220	11300	10350	...
2.4	2.1	2.0	...	10830	10440	10870	10610	...
4.5	3.9	4.1	99	4270	4270	4250	4840	...
1.3	1.5	1.5	...	...	...	...	...	...
4.6	3.7	4.1	89	1920	2080	1810	2950	43.5
4.2	2.8	2.6	87	...	24700	...	53780	...
5.6	4.8	4.9	50	1910	1940	1880	2240	34.1
1.7	1.6	1.4	98	11020	11540	11430	12020	<2.0
2.2	1.9	2.2	92	21210	25140	25740	23270	<2.0
5.4	5.0	4.7	43	830	840	1340	1750	56.6
1.5	1.3	1.3	96	55790	59380	60110	76850	...
1.3	1.3	1.4	...	23100	22130	24770	25500	<2.0
1.2	1.4	1.5	100	26660	26510	27240	28130	<2.0
4.6	4.2	4.0	...	2210	2350	2130	1810	...
6.5	6.3	6.6	...	...	...	...	...	...
2.9	2.5	2.4	93	10360	10710	11010	12240	9.4

附录-1-1 续表 10

序列	国家(地区)	总人口(千人) 2019	0~14岁人口(%) 2013	60岁及以上人口(%) 2013	人口年增长率(%) 2003~2013	城镇人口(%)			
						2010	2011	2012	2013
163	南苏丹	11062	42	5	4.2	...	18	18	18
164	西班牙	46737	15	23	1.1	77	77	78	79
165	斯里兰卡	21324	25	13	0.9	14	15	15	18
166	苏丹	42813	41	5	2.4	40	33	33	34
167	苏里南	581	27	10	1.0	69	70	70	66
168	瑞典	10036	17	26	0.7	85	85	85	86
169	瑞士	8591	15	23	1.0	74	74	74	74
170	叙利亚	17070	35	6	2.4	56	56	56	57
171	塔吉克斯坦	9321	36	5	2.3	26	27	27	27
172	泰国	69626	18	15	0.4	34	34	34	48
173	东帝汶	1293	46	5	1.9	28	28	29	32
174	多哥	8082	42	4	2.6	43	38	38	39
175	汤加	104	37	8	0.5	23	23	24	24
176	特立尼达和多巴哥	1395	21	14	0.4	14	14	14	9
177	突尼斯	11695	23	11	1.1	67	66	67	67
178	土耳其	83430	26	11	1.3	70	72	72	72
179	土库曼斯坦	5942	29	7	1.2	50	49	49	49
180	图瓦卢	12	30	9	0.3	50	51	...	58
181	乌干达	44270	48	4	3.4	13	16	16	15
182	乌克兰	43994	14	21	-0.6	69	69	69	69
183	阿联酋	9771	15	1	10.2	84	84	85	85
184	英国	67530	18	23	0.6	80	80	80	82
185	坦桑尼亚	58005	45	5	2.9	26	27	27	30
186	美国	329065	20	20	0.9	82	82	83	81
187	乌拉圭	3462	22	19	0.2	92	93	93	95
188	乌兹别克斯坦	32982	29	7	1.2	36	36	36	36
189	瓦努阿图	300	37	6	2.4	26	25	25	26
190	委内瑞拉	28516	29	9	1.6	93	94	94	89
191	越南	96462	23	10	1.0	30	31	32	32
192	也门	29162	40	5	2.5	32	32	33	34
193	赞比亚	17861	47	4	2.9	36	39	40	40
194	津巴布韦	14645	40	6	1.1	38	39	39	33

附录-1-1　续表 11

总和生育率(%)			成人识字率(%) 2007~2012	人均国民收入(美元，购买力平价)				日均<1美元(购买力平价)人口(%) 2007~2012
2000	2010	2013		2010	2011	2012	2013	
...	...	4.9	...	...	...	...	2190	...
1.2	1.5	1.5	98	31640	31400	31670	31850	2.3
2.2	2.3	2.3	91	5010	5520	6030	9470	4.1
5.1	4.4	4.4	...	2030	2120	2070	2370	19.8
2.7	2.3	2.3	95	...	...	8380	15860	...
1.6	1.9	1.9	...	39730	42200	43980	44760	
1.4	1.5	1.5	...	50170	52570	55090	56580	
3.8	2.9	3.0	84	5120	...	5120	...	
4.0	3.3	3.8	100	2140	2300	2180	2500	6.5
1.8	1.6	1.4	...	8190	8360	9280	13510	<2.0
7.1	6.2	5.9	58	3600	...	6230	6410	34.9
5.1	4.1	4.6	60	890	1040	900	1180	52.5
4.2	3.9	3.8	...	4580	5000	5020	5450	
1.6	1.6	1.8	99	24040	...	22860	26210	
2.1	2.0	2.0	79	9060	9030	9210	10960	<2.0
2.4	2.1	2.0	94	15170	16940	18190	18760	<2.0
2.8	2.4	2.3	100	7490	8690	9070	12920	
3.6	3.1	3.0	...	...	...	...	5990	
6.8	6.1	5.9	73	1250	1310	1120	1370	37.8
1.1	1.4	1.5	100	6620	7040	7180	8960	<2.0
2.7	1.7	1.8		...	47890	...	...	
1.7	1.9	1.9	...	36410	36010	37340	35760	<2.0
5.7	5.5	5.2	73	1430	1500	1560	1750	43.5
2.0	2.1	2.0	...	47360	48820	52610	53960	<2.0
2.2	2.1	2.0	98	13990	14640	15310	18930	<2.0
2.8	2.4	2.3	99	3120	3420	3670	5340	
4.5	3.9	3.4	83	4320	4330	4300	2840	
2.8	2.5	2.4	96	12150	12430	12920	17890	
2.3	1.8	1.7	93	3070	3250	3620	5030	2.4
6.3	5.2	4.1	65	...	2170	2310	3820	
6.2	6.3	5.7	71	1380	1490	1590	3070	74.3
3.9	3.3	3.5	84	...	...	...	1560	...

附录-1-2　卫生经费

序列	国家(地区)	卫生总费用占GDP(%)			卫生总费用构成(%)					
					政府卫生支出			个人卫生支出		
		2000	2010	2018	2000	2010	2018	2000	2010	2018
1	阿富汗	-	8.6	9.4	-	5.5	5.2	-	79.0	78.4
2	阿尔巴尼亚	-	-	5.3	-	-	54.0	-	-	44.7
3	阿尔及利亚	3.5	5.1	6.2	72.0	69.5	65.8	28.0	30.5	34.1
4	安道尔	9.3	9.4	6.7	41.6	44.6	67.9	58.4	55.4	32.1
5	安哥拉	1.9	2.7	2.6	58.2	62.1	41.9	41.3	34.6	54.8
6	安提瓜和巴布达	4.5	5.2	5.2	56.2	56.9	55.5	43.8	42.9	44.4
7	阿根廷	8.5	8.6	9.6	54.7	64.6	61.4	45.2	35.0	38.3
8	亚美尼亚	4.2	9.2	10.0	22.8	18.3	12.3	64.5	78.0	86.4
9	澳大利亚	7.6	8.4	9.3	68.4	68.6	69.1	31.6	31.4	30.9
10	奥地利	9.2	10.2	10.3	74.2	72.4	73.1	25.8	27.6	26.9
11	阿塞拜疆	3.9	4.8	3.5	22.3	21.2	26.5	76.2	78.0	72.8
12	巴哈马群岛	4.0	5.9	6.3	47.5	47.3	50.2	51.9	52.2	49.3
13	巴林群岛	3.6	3.8	4.1	66.0	63.0	58.8	34.0	37.0	41.2
14	孟加拉国	2.0	2.5	2.3	28.7	21.0	17.0	63.4	69.8	76.5
15	巴巴多斯岛	5.3	6.8	6.6	51.9	53.5	44.8	48.1	44.3	54.0
16	白俄罗斯	5.5	5.7	5.6	78.7	68.0	70.4	21.2	31.5	29.3
17	比利时	7.9	10.0	10.3	74.5	77.7	75.8	25.4	22.2	24.2
18	伯利兹	4.1	5.8	5.7	50.4	66.5	68.6	43.7	29.8	28.9
19	贝宁湾	4.2	4.1	2.5	26.1	24.2	19.7	57.3	50.1	50.2
20	不丹	4.3	3.5	3.1	79.7	72.1	79.6	12.2	16.9	14.4
21	玻利维亚	4.4	5.5	6.3	55.3	58.8	71.2	38.4	36.8	27.0
22	波黑	7.7	9.0	8.9	53.3	68.1	69.9	39.6	30.4	29.7
23	博茨瓦纳	5.8	6.2	5.9	54.8	57.6	77.5	28.6	37.3	16.1
24	巴西	8.3	7.9	9.5	41.6	45.0	41.7	58.0	54.7	58.2
25	文莱	2.5	2.3	2.4	84.2	91.7	95.1	15.8	8.3	4.9
26	保加利亚	5.9	7.1	7.4	59.6	55.2	57.6	40.4	44.8	42.4
27	布基纳法索	3.3	5.9	5.6	32.6	24.9	42.5	46.1	33.6	42.3
28	布隆迪	6.2	11.3	7.7	23.7	17.6	24.6	75.6	39.5	44.5
29	佛得角	4.4	4.5	5.4	71.3	63.3	60.2	26.1	30.7	30.9
30	柬埔寨	6.5	6.9	6.0	19.8	19.7	21.3	78.1	66.4	58.2
31	喀麦隆	4.0	4.5	3.5	16.9	18.0	...	83.1	76.6	85.5
32	加拿大	8.3	10.7	10.8	72.9	73.8	73.5	27.1	26.2	26.5
33	中非	4.4	3.7	11.0	41.5	28.5	6.3	47.3	47.9	42.4

附录-1-2　续表 1

政府卫生支出占政府总支出(%)			社会医保支出占政府卫生支出(%)			人均卫生费用(美元)			人均政府卫生支出(美元)		
2000	2010	2018	2000	2011	2012	2000	2010	2018	2000	2010	2018
-	2.3	1.8	...	0.0	0.0	-	45.6	49.8	-	2.5	2.6
8.0	15.2	9.7	20.4	74.1	74.1	-	-	274.9	30.4	181.3	148.4
8.8	9.5	10.7	35.5	31.6	29.1	61.3	228.4	255.9	44.1	158.7	168.5
13.0	10.9	18.6	88.1	57.4	24.2	2050.6	3754.7	2822.0	852.4	1673.6	1917.0
2.7	4.2	5.4	0.0	0.0	0.0	13.0	96.6	87.6	7.5	60.0	36.7
11.0	13.1	11.7	0.0	11.1	7.6	444.9	631.6	875.2	250.1	359.5	485.8
17.8	16.7	15.2	59.6	64.1	52.8	705.2	891.1	1128.0	386.0	576.1	692.6
3.9	6.4	5.3	0.0	0.0	0.0	26.1	297.2	422.3	5.9	54.3	52.1
15.2	16.3	17.9	0.0	0.0	0.0	1632.4	4952.8	5425.0	1116.2	3399.4	3747.0
13.4	14.0	15.5	58.6	53.6	55.1	2263.5	4796.1	5326.0	1678.7	3472.2	3893.0
4.8	3.2	2.8	0.0	0.0	0.0	25.3	279.3	165.8	5.6	59.2	44.0
16.2	17.3	15.9	1.8	2.2	0.0	1093.6	1657.6	2013.0	519.6	784.3	1011.0
10.2	8.5	7.2	0.4	1.6	1.5	485.7	796.3	994.2	320.7	501.4	584.9
5.2	4.4	3.0	0.0	0.0	0.0	8.3	20.2	41.9	2.4	4.2	7.1
12.3	10.4	9.9	0.0	0.2	0.2	604.5	1097.6	1165.0	313.5	586.7	521.4
12.1	8.7	10.6	0.0	0.0	0.0	57.3	341.8	356.3	45.1	232.6	250.8
12.1	14.5	15.0	85.4	86.2	85.5	1845.3	4449.5	4913.0	1375.3	3458.6	3723.0
6.6	13.1	12.5	0.0	13.5	13.9	139.3	250.3	286.0	70.2	166.5	196.2
5.2	5.1	3.0	0.5	0.4	0.1	15.8	31.0	30.9	4.1	7.5	6.1
7.6	5.6	7.6	0.0	0.0	0.0	31.8	69.8	102.7	25.4	50.3	81.7
8.3	9.7	12.1	62.0	42.9	50.9	44.3	103.1	223.6	24.5	60.6	159.1
7.3	12.4	15.1	97.7	90.1	91.0	113.0	415.9	539.6	60.3	283.0	376.9
8.2	8.1	14.3	0.0	...	0.0	195.1	393.1	483.0	107.0	226.2	374.2
10.1	9.2	10.3	0.0	0.0	0.0	311.7	891.8	848.4	129.8	401.5	353.5
5.7	5.8	7.1	0.0	...	0.0	508.4	803.5	763.2	427.9	737.1	726.1
8.5	10.9	11.6	12.0	68.4	76.4	94.5	484.8	689.9	56.3	267.8	397.6
4.8	6.0	8.8	0.8	0.2	0.2	7.5	33.9	40.3	2.5	8.5	17.1
5.9	4.9	8.5	29.5	12.4	13.6	8.4	26.1	24.0	2.0	4.6	5.9
7.5	7.2	10.4	34.9	25.2	29.6	62.0	148.2	194.9	44.2	93.8	117.2
8.6	6.5	5.2	0.0	...	0.0	19.7	54.3	90.6	3.9	10.7	19.3
4.4	5.1	1.1	3.9	2.6	2.6	26.3	59.0	54.1	4.5	10.6	3.2
14.8	18.3	19.5	1.9	2.0	1.9	1998.6	5044.1	4995.0	1456.0	3721.8	3671.0
10.9	5.7	4.2	0.0	...	0.0	10.4	16.7	53.7	4.3	4.8	3.4

附录-1-2　续表 2

序列	国家(地区)	卫生总费用占GDP(%)			卫生总费用构成(%)					
					政府卫生支出			个人卫生支出		
		2000	2010	2018	2000	2010	2018	2000	2010	2018
34	乍得	5.5	4.1	4.1	38.0	21.0	17.0	58.5	73.1	67.4
35	智利	7.0	6.8	9.1	35.8	47.1	50.8	46.7	41.0	49.2
36	中国	4.5	4.2	5.4	22.0	51.9	56.4	78.0	48.0	43.6
37	哥伦比亚	5.7	7.1	7.6	74.5	72.2	71.6	23.5	25.1	28.4
38	科摩罗	12.2	8.5	4.6	13.0	9.1	9.3	83.1	80.3	76.3
39	刚果	1.7	2.0	2.1	34.2	44.7	36.8	54.3	43.5	55.3
40	库克岛	3.2	3.5	2.9	92.9	87.9	82.0	7.1	5.8	13.2
41	哥斯达黎加	6.6	8.1	7.6	64.9	72.3	72.4	33.2	26.7	27.6
42	科特迪瓦	5.6	6.1	4.2	14.5	13.3	28.8	74.7	76.1	58.9
43	克罗地亚	7.7	8.1	6.8	85.0	83.4	83.2	15.0	16.6	16.8
44	古巴	6.6	10.7	11.2	83.7	90.8	88.9	16.2	9.2	11.0
45	塞浦路斯	5.3	6.3	6.8	41.1	47.8	42.8	58.4	51.3	56.8
46	捷克	5.7	6.9	7.7	88.7	83.1	82.7	11.3	16.9	17.3
47	朝鲜	-	-	-	-	-	-	-	-	-
48	刚果民主共和国	1.6	4.0	3.3	4.0	10.3	15.1	70.0	44.9	49.7
49	丹麦	8.1	10.3	10.1	83.1	83.9	83.9	16.9	16.1	16.1
50	吉布提	4.1	4.3	2.3	48.0	60.7	49.6	52.0	29.5	30.6
51	多米尼加	5.2	5.6	6.6	62.5	58.9	64.8	34.5	36.9	33.3
52	多米尼加共和国	4.9	5.6	5.7	35.0	45.1	44.3	63.1	54.3	54.7
53	厄瓜多尔	3.3	7.1	8.1	29.0	44.8	52.0	68.2	54.5	47.9
54	埃及	4.9	4.2	5.0	35.2	32.9	28.7	64.8	66.4	70.6
55	萨尔瓦多	8.9	8.2	7.1	44.2	54.0	63.9	54.6	37.0	36.0
56	赤道几内亚	2.3	1.8	3.0	13.7	24.9	19.9	83.3	70.7	77.8
57	厄立特里亚	4.5	3.5	4.1	35.6	15.3	15.6	63.8	52.8	48.6
58	爱沙尼亚	5.2	6.3	6.7	75.9	74.2	73.6	24.1	24.0	26.4
59	斯瓦蒂尼(原斯威士兰)	4.6	8.6	6.5	52.3	49.2	32.9	43.6	25.2	24.6
60	埃塞俄比亚	4.4	5.5	3.3	41.2	17.3	23.4	42.5	48.3	40.7
61	斐济	3.7	3.7	3.4	76.8	63.9	68.3	15.3	29.8	29.5
62	芬兰	6.8	8.9	9.0	74.3	77.3	78.6	24.8	21.5	21.4

附录-1-2 续表 3

政府卫生支出占政府总支出(%)			社会医保支出占政府卫生支出(%)			人均卫生费用（美元）			人均政府卫生支出（美元）		
2000	2010	2018	2000	2011	2012	2000	2010	2018	2000	2010	2018
11.4	3.5	5.2	0.0	...	0.0	10.3	36.5	29.2	3.9	7.7	5.0
11.0	13.7	18.3	19.3	11.4	9.2	358.8	871.3	1456.0	128.4	410.4	740.0
6.1	8.8	8.9	57.2	67.0	67.9	42.4	187.7	501.1	9.3	97.4	282.7
14.9	17.3	19.6	66.8	83.4	84.0	130.3	441.3	513.2	97.1	318.7	367.5
9.7	3.5	2.6	0.0	0.0	0.0	45.6	67.1	65.2	5.9	6.1	6.0
2.3	3.6	3.5	0.0	0.0	0.0	16.9	55.4	47.5	5.8	24.8	17.5
9.6	9.3	7.8	0.0	0.0	0.0	162.7	478.0	596.1	151.1	420.4	488.6
25.3	31.7	27.8	80.7	81.0	79.3	251.1	665.3	909.7	163.0	481.1	658.6
4.6	4.1	5.1	2.0	6.3	6.6	36.0	74.4	71.9	5.2	9.9	20.7
14.6	14.1	12.3	97.6	94.3	93.5	371.1	1126.4	1014.0	315.5	939.5	843.9
10.8	13.9	15.2	0.0	...	0.0	180.4	606.7	986.9	151.0	550.7	877.4
6.3	7.1	6.6	0.0	1.6	1.5	750.5	1959.3	1954.0	308.3	935.7	836.5
12.4	13.2	15.5	89.5	92.3	92.7	342.9	1373.9	1766.0	304.2	1142.0	1460.0
-	-	...	...	...	...	-	-	-	-	-	-
2.5	2.5	4.5	0.0	...	0.0	20.2	12.9	18.5	0.8	1.3	2.8
12.8	15.3	16.6	0.0	0.0	0.0	2496.0	6011.5	6217.0	2074.4	5042.5	5215.0
6.1	7.0	4.3	11.3	9.5	9.5	32.0	55.5	70.9	15.3	33.7	35.1
8.4	8.3	7.0	0.0	0.8	0.1	250.7	384.9	490.8	156.8	226.8	318.1
11.8	15.9	15.4	17.0	25.8	41.8	138.6	303.6	461.5	48.6	136.9	204.5
4.1	9.2	11.4	28.0	34.5	33.1	48.1	331.7	516.3	13.9	148.7	268.4
6.7	4.4	4.7	24.3	19.4	20.8	72.5	111.4	125.6	25.5	36.7	36.1
18.5	17.7	18.8	49.3	42.5	43.1	179.3	246.5	288.5	79.2	133.0	184.2
1.4	1.5	3.2	0.0	0.0	0.0	43.7	311.6	314.3	6.0	77.7	62.4
2.1	1.5	2.4	0.0	0.0	0.0	9.3	16.7	23.8	3.3	2.5	3.7
10.8	11.6	12.5	86.4	86.4	86.6	209.7	926.5	1553.0	159.2	687.4	1143.0
9.8	13.8	6.0	0.0	0.0	0.0	75.5	317.0	271.1	39.5	156.0	89.1
7.0	5.1	4.8	0.0	0.0	0.0	5.4	16.7	24.2	2.2	2.9	5.7
10.6	8.6	7.2	0.0	0.0	0.0	77.0	135.2	214.6	59.2	86.4	146.6
10.6	12.5	13.3	19.5	19.0	19.1	1655.9	4099.6	4516.0	1229.7	3167.4	3547.0

附录-1-2　续表 4

序列	国家(地区)	卫生总费用占GDP(%)			卫生总费用构成(%)					
					政府卫生支出			个人卫生支出		
		2000	2010	2018	2000	2010	2018	2000	2010	2018
63	法国	9.6	11.2	11.3	78.9	76.3	73.4	21.1	23.7	26.6
64	加蓬	2.9	2.5	2.8	36.6	63.6	58.6	61.3	35.3	40.2
65	冈比亚	2.7	3.4	3.1	23.5	32.1	30.6	57.4	33.3	34.3
66	格鲁吉亚	7.4	9.5	7.1	11.4	21.3	39.5	81.4	75.1	60.0
67	德国	9.8	11.0	11.4	78.3	75.8	77.7	21.7	16.7	22.3
68	加纳	2.8	4.6	3.5	27.4	51.7	38.9	60.8	39.4	48.7
69	希腊	-	9.6	7.7	-	68.3	51.9	-	31.7	47.9
70	格林纳达	5.3	6.2	4.5	33.5	41.0	38.2	64.2	53.2	58.6
71	危地马拉	5.7	6.1	5.7	35.4	33.7	36.0	61.9	63.7	62.3
72	几内亚	3.5	3.0	3.9	8.7	12.0	16.4	53.2	66.0	73.7
73	几内亚比绍	7.7	6.6	7.0	45.1	18.3	9.2	36.2	47.2	78.4
74	圭亚那	3.9	5.5	5.9	53.2	30.9	61.9	46.4	39.8	35.1
75	海地	6.9	8.1	7.7	21.8	17.9	12.0	46.7	36.0	48.8
76	洪都拉斯	6.4	8.7	7.1	47.1	42.4	40.3	50.0	50.1	56.7
77	匈牙利	6.8	7.5	6.7	68.8	66.6	69.1	31.2	33.4	30.9
78	冰岛	9.0	8.5	8.5	80.6	80.4	82.4	19.4	19.6	17.6
79	印度	4.0	3.3	3.5	20.7	26.2	27.0	76.6	72.8	72.4
80	印尼	1.9	3.0	2.9	28.7	25.7	49.3	68.4	73.0	50.3
81	伊朗	4.7	6.8	8.7	37.7	32.4	45.9	62.3	67.6	54.1
82	伊拉克	-	3.2	4.1	-	73.9	48.1	-	26.1	51.4
83	爱尔兰	5.9	10.5	6.9	77.5	76.2	73.9	22.5	23.8	26.1
84	以色列	6.8	7.0	7.5	63.1	62.8	64.7	34.6	35.9	33.6
85	意大利	7.6	9.0	8.7	72.6	78.5	73.9	27.4	21.5	26.1
86	牙买加	5.8	5.0	6.1	55.3	60.7	64.9	42.4	36.7	33.6
87	日本	7.2	9.2	11.0	80.4	81.9	84.1	19.6	18.1	15.9
88	约旦	9.6	8.4	7.8	45.0	66.7	49.2	52.4	28.8	46.3
89	哈萨克斯坦	4.2	2.7	2.9	50.9	68.2	60.8	49.1	31.3	39.0
90	肯尼亚	4.6	6.1	5.2	28.6	29.0	42.1	59.0	42.2	42.4
91	基里巴斯	8.6	9.2	12.1	96.7	91.4	76.4	3.3	3.4	0.1
92	科威特	2.5	2.8	5.0	75.9	84.6	88.0	24.1	15.4	12.0
93	吉尔吉斯	4.4	7.0	6.5	48.4	49.1	42.8	51.6	43.1	52.5
94	老挝	4.3	2.9	2.3	28.8	20.7	38.7	61.3	62.6	48.9
95	拉脱维亚	5.4	6.1	6.2	50.8	60.2	59.7	49.2	39.8	40.1

附录-1-2　续表 5

政府卫生支出占 政府总支出(%)			社会医保支出占 政府卫生支出(%)			人均卫生费用 (美元)			人均政府卫生支出 (美元)		
2000	2010	2018	2000	2011	2012	2000	2010	2018	2000	2010	2018
14.6	15.1	14.8	94.3	92.3	95.1	2156.5	4593.4	4690.0	1701.0	3506.9	3441.0
5.2	6.8	9.4	14.5	27.1	27.1	127.4	216.7	218.4	46.6	137.7	128.0
6.9	7.8	4.4	0.0	0.0	0.0	23.0	32.3	22.2	5.4	10.4	6.8
4.9	6.2	10.3	46.0	68.8	68.8	47.9	262.5	312.8	5.5	56.0	123.4
17.2	17.6	20.0	87.3	88.6	88.8	2334.7	4597.2	5472.0	1827.6	3482.5	4251.0
6.0	11.9	6.4	0.0	21.6	22.2	17.2	80.9	77.9	4.7	41.9	30.3
-	12.4	8.5	45.9	64.0	57.8	-	2573.7	1567.0	-	1757.0	813.7
6.8	9.0	7.7	0.0	0.4	0.6	272.4	456.2	474.5	91.2	187.1	181.3
14.1	14.2	16.7	51.2	41.8	52.5	84.0	173.8	259.6	29.8	58.5	93.5
2.4	1.8	4.1	1.1	4.5	4.5	15.9	19.2	38.3	1.4	2.3	6.3
13.7	5.9	3.0	5.4	1.5	1.5	22.5	36.3	53.3	10.1	6.7	4.9
6.8	5.5	10.7	7.1	2.7	2.6	58.0	165.3	295.6	30.9	51.2	182.9
13.9	6.4	4.8	0.0	0.0	0.0	29.5	54.6	64.3	6.4	9.8	7.7
13.7	14.0	10.7	13.7	26.2	29.6	70.8	168.6	176.3	33.3	71.4	71.0
9.9	10.2	9.9	83.9	83.7	83.3	313.1	983.1	1082.0	215.6	655.0	747.5
17.6	14.4	16.6	33.4	36.1	35.8	2873.8	3644.8	6531.0	2315.5	2931.4	5380.0
3.3	3.1	3.4	17.4	15.8	6.5	18.6	45.3	72.8	3.8	11.9	19.6
3.6	4.5	8.5	6.3	18.2	17.6	16.2	92.2	111.7	4.6	23.7	55.1
11.0	11.9	21.8	57.8	50.2	47.2	80.2	440.9	484.3	30.3	142.6	222.4
-	4.8	6.2	0.0	0.0	0.0	-	145.5	239.4	-	107.5	115.2
14.8	12.3	20.2	1.2	0.5	0.2	1561.0	5128.5	5489.0	1210.0	3906.8	4056.0
8.9	10.7	12.1	72.5	71.5	71.8	1496.9	2211.0	3324.0	944.6	1388.6	2151.0
11.8	14.1	13.2	0.1	0.2	0.4	1520.5	3214.5	2989.0	1104.4	2521.9	2209.0
11.8	9.0	13.0	0.0	0.3	0.2	195.5	234.9	321.0	108.0	142.7	208.4
15.3	18.9	23.6	84.9	87.6	87.0	2740.5	4060.2	4267.0	2204.2	3326.4	3588.0
12.7	17.0	12.4	9.7	28.2	6.3	159.8	308.7	330.1	71.9	205.9	162.4
9.2	8.3	9.1	0.0	...	0.0	50.5	247.4	275.9	25.7	168.7	167.8
7.1	7.3	8.5	10.9	13.1	13.1	20.9	59.2	88.4	6.0	17.1	37.2
11.4	10.3	6.0	0.0	0.0	0.0	68.9	139.9	196.9	66.6	127.9	150.4
5.2	5.2	8.9	0.0	0.0	0.0	462.6	1061.4	1711.0	351.3	898.4	1507.0
7.1	9.2	8.4	10.0	64.1	64.1	12.3	61.5	85.7	5.9	30.2	36.7
6.2	2.7	4.4	1.2	4.9	4.2	14.4	35.0	57.1	4.1	7.3	22.1
7.4	8.1	9.6	0.0	...	0.0	181.6	689.1	1101.0	92.2	414.7	657.8

附录-1-2　续表 6

序列	国家(地区)	卫生总费用占GDP(%)			卫生总费用构成(%)					
					政府卫生支出			个人卫生支出		
		2000	2010	2018	2000	2010	2018	2000	2010	2018
96	黎巴嫩	10.8	7.4	8.4	29.8	40.3	50.0	70.1	58.9	49.0
97	莱索托	5.9	7.6	9.3	50.2	57.9	-	49.2	24.4	16.0
98	利比里亚	4.0	8.8	6.7	18.5	8.9	26.2	72.6	54.9	49.6
99	利比亚	3.4	3.6	-	48.7	69.9	-	51.3	30.0	-
100	立陶宛	6.2	6.8	6.6	67.3	71.1	65.9	32.7	28.7	33.8
101	卢森堡	5.9	7.0	5.3	83.2	85.9	84.9	16.8	14.1	13.7
102	马达加斯加	5.2	5.3	4.8	40.3	40.1	-	45.4	43.9	34.3
103	马拉维	3.4	7.2	9.3	37.6	22.0	28.9	20.6	15.2	17.9
104	马来西亚	2.6	3.2	3.8	46.7	52.8	51.2	53.3	47.2	48.8
105	马尔代夫	7.7	8.5	9.4	33.1	53.0	70.6	66.9	43.7	28.5
106	马里	5.6	4.6	3.9	23.5	14.3	28.2	68.6	59.2	35.8
107	马耳他	6.6	8.2	9.0	71.8	64.6	63.5	27.8	35.4	36.5
108	马歇尔群岛	19.7	15.2	17.6	50.3	28.5	43.5	13.3	18.8	14.6
109	毛里求斯	2.9	4.6	5.8	53.5	44.1	43.2	46.2	54.0	56.4
110	毛里塔尼亚	4.7	3.4	4.6	13.9	27.7	35.9	81.8	66.3	56.5
111	墨西哥	4.4	6.0	5.4	45.2	48.6	50.1	54.8	51.4	49.9
112	密克罗尼西亚	7.8	13.1	12.6	22.5	17.5	26.3	5.3	3.5	2.4
113	摩纳哥	1.7	2.3	1.6	80.0	81.4	85.7	20.0	18.6	14.3
114	蒙古	4.9	3.7	3.8	74.3	65.4	58.7	24.6	30.3	35.8
115	黑山	-	-	8.4	-	-	60.0	-	-	40.0
116	摩洛哥	4.0	5.9	5.3	24.6	39.9	40.2	75.0	59.7	59.6
117	莫桑比克	3.9	5.1	8.2	74.7	13.1	21.2	17.7	9.7	15.9
118	缅甸	1.8	1.8	4.8	13.2	9.8	14.8	85.7	80.7	76.5
119	纳米比亚	9.8	9.7	8.0	49.7	41.0	46.1	45.2	44.7	49.3
120	瑙鲁	13.5	10.4	9.6	80.5	57.7	-	7.0	6.2	5.1
121	尼泊尔	3.6	5.0	5.8	15.5	18.1	25.1	63.0	68.0	65.9
122	荷兰	7.7	10.2	10.0	69.0	67.3	64.9	31.0	16.6	35.1
123	新西兰	7.5	9.6	9.2	74.5	78.3	74.8	25.5	21.7	25.2
124	尼加拉瓜	5.2	7.0	8.6	49.2	41.9	59.8	47.4	43.4	34.8
125	尼日尔	7.2	6.9	7.3	21.3	26.1	33.2	69.8	61.6	55.0
126	尼日利亚	3.2	3.3	3.9	18.3	13.6	14.9	64.7	80.1	77.3
127	纽埃岛	8.3	10.3	8.3	94.2	84.4	66.5	1.5	1.2	0.9
128	北马其顿(原马其顿)	8.9	6.7	6.6	53.1	60.6	57.3	42.9	38.7	42.7

附录-1-2　续表 7

政府卫生支出占政府总支出(%)			社会医保支出占政府卫生支出(%)			人均卫生费用（美元）			人均政府卫生支出（美元）		
2000	2010	2018	2000	2011	2012	2000	2010	2018	2000	2010	2018
7.5	10.3	13.3	46.3	49.7	39.4	569.6	659.4	686.5	169.9	266.0	343.4
7.7	8.6	11.6	0.0	0.0	0.0	28.5	92.6	124.8	14.3	53.6	72.5
5.0	3.2	5.2	0.0	0.0	0.0	12.2	44.5	45.4	2.3	4.0	11.4
6.0	4.3	...	0.0	...	0.0	244.8	400.9	-	119.2	280.4	-
10.6	11.5	12.7	88.3	84.9	85.1	217.2	805.2	1249.0	146.1	572.4	822.8
13.0	13.7	10.7	71.0	80.5	83.6	2894.0	7452.2	6227.0	2408.7	6402.0	5288.0
11.5	15.2	10.5	0.0	...	0.0	12.9	22.0	22.1	5.2	8.8	7.9
7.1	5.8	9.8	0.0	0.0	0.0	8.9	33.2	35.5	3.4	7.3	10.3
4.6	6.3	8.5	0.7	0.9	0.9	111.4	292.9	427.2	52.0	154.7	218.7
8.8	13.6	21.4	0.0	22.2	56.5	221.1	602.7	973.5	73.3	319.2	687.5
6.8	3.3	5.4	1.5	0.7	0.7	15.0	32.6	35.0	3.6	4.7	9.9
11.8	12.9	15.6	0.0	...	2.7	647.1	1733.7	2754.0	464.6	1119.5	1748.0
17.1	7.7	12.1	35.0	15.2	14.1	423.4	488.6	643.1	213.0	139.1	279.3
2.5	4.2	6.1	7.7	11.1	15.1	22.2	41.1	54.5	3.1	11.4	19.6
6.9	8.3	10.0	0.0	...	0.0	119.0	367.1	653.4	63.7	162.1	281.9
9.9	10.5	10.5	67.6	55.7	55.1	309.6	538.7	519.6	140.0	262.1	260.2
2.6	3.4	4.8	21.4	17.1	18.5	168.4	375.7	415.8	37.9	65.6	109.5
6.9	9.2	6.6	98.1	98.7	98.7	1410.9	3369.2	2969.0	1129.2	2744.2	2545.0
12.3	7.7	7.7	24.1	21.5	21.2	27.0	99.1	155.1	20.1	64.8	91.0
-	-	10.6	99.0	89.3	89.3	-	-	731.5	-	-	439.0
4.0	7.5	7.2	0.0	24.5	24.5	53.6	168.7	174.8	13.2	67.3	70.3
13.8	2.2	5.6	0.3	33.1	22.8	10.5	21.5	40.3	7.8	2.8	8.5
1.3	1.2	3.5	2.9	3.0	3.0	3.4	15.1	59.2	0.4	1.5	8.8
16.0	11.9	10.7	1.8	2.5	2.5	200.7	504.6	471.5	99.8	207.0	217.2
9.7	7.3	7.4	0.0	0.0	0.0	292.0	650.2	965.8	235.1	375.1	799.3
4.3	4.8	4.6	0.0	0.0	0.0	8.6	30.0	57.9	1.3	5.4	14.5
12.6	14.3	15.4	93.9	90.5	91.2	2023.1	5186.6	5307.0	1396.7	3488.7	3445.0
14.7	17.6	19.3	0.0	9.4	10.4	1053.9	3216.2	4037.0	785.1	2517.4	3021.0
10.2	13.2	18.8	27.0	35.2	37.0	53.3	107.6	173.8	26.2	45.1	103.9
8.4	8.7	8.4	3.3	1.7	1.7	10.6	23.9	30.4	2.2	6.2	10.1
2.4	2.7	4.4	0.0	...	0.0	17.7	76.7	83.8	3.2	10.4	12.5
6.6	6.9	5.0	0.0	0.0	0.0	332.7	1361.5	1556.0	313.4	1149.0	1034.0
14.7	12.5	12.4	97.4	91.9	91.7	2948.9	...	399.1	87.4	184.9	228.8

153

附录-1-2 续表 8

序列	国家(地区)	卫生总费用占GDP(%)			卫生总费用构成(%)					
					政府卫生支出			个人卫生支出		
		2000	2010	2018	2000	2010	2018	2000	2010	2018
129	挪威	7.7	8.9	10.1	81.7	84.7	85.3	18.3	15.3	14.7
130	阿曼	3.1	2.8	4.1	81.8	82.7	87.7	18.2	17.3	12.3
131	巴基斯坦	2.9	2.6	3.2	35.1	22.0	35.5	64.1	73.0	63.9
132	帕劳群岛	8.9	11.6	10.9	53.1	35.4	58.9	21.3	28.8	38.5
133	巴拿马	7.0	7.2	7.3	67.4	66.6	63.9	32.0	31.9	35.4
134	巴布亚新几内亚	2.0	2.1	2.4	84.3	61.7	70.0	9.4	12.3	9.7
135	巴拉圭	5.5	4.6	6.7	42.2	46.1	43.8	54.5	52.9	56.2
136	秘鲁	4.5	4.7	5.2	50.3	51.5	62.6	49.4	46.6	37.2
137	菲律宾	3.2	4.3	4.4	44.4	31.9	32.7	52.1	66.3	66.6
138	波兰	5.3	6.4	6.3	68.2	71.4	71.1	31.8	28.6	28.9
139	葡萄牙	8.4	9.8	9.4	70.4	69.7	61.5	29.5	30.2	38.5
140	卡塔尔	2.0	1.8	2.5	59.5	71.0	74.7	40.5	29.0	25.3
141	韩国	4.0	6.2	7.6	50.3	59.0	58.5	46.1	39.4	41.5
142	摩尔多瓦	4.9	10.1	6.6	49.0	45.9	56.5	47.2	42.2	40.8
143	罗马尼亚	4.2	5.8	5.6	79.3	79.9	79.7	20.7	20.0	20.3
144	俄罗斯	5.0	5.0	5.3	59.4	61.4	59.5	40.4	38.6	40.5
145	卢旺达	4.3	8.6	7.5	18.1	25.0	31.5	35.4	23.5	37.8
146	圣基茨和尼维斯	4.7	5.3	5.3	41.9	37.6	46.5	58.1	60.9	53.5
147	圣卢西亚岛	5.4	5.4	4.4	34.4	35.9	47.3	65.6	61.9	52.4
148	圣文森特和格林纳丁斯	4.3	4.6	4.5	69.9	59.2	68.2	30.1	35.6	31.4
149	萨摩亚群岛	4.4	5.5	5.2	83.6	75.3	72.2	12.1	13.6	12.6
150	圣马力诺	5.3	6.6	7.1	70.5	80.9	83.9	29.5	19.1	16.1
151	圣多美和普林西比	10.5	6.8	6.3	32.8	29.9	44.0	40.6	23.3	16.3
152	沙特阿拉伯	4.2	3.6	6.4	72.1	61.9	62.4	27.9	38.1	37.6
153	塞内加尔	3.6	4.0	4.0	35.4	28.9	23.8	60.6	58.8	62.5
154	塞黑	6.5	9.5	8.5	65.4	61.0	59.4	34.6	38.1	40.0
155	塞舌尔	4.6	4.8	5.1	82.1	64.3	74.5	17.9	33.6	25.2
156	塞拉利昂	11.5	10.9	16.1	18.0	11.6	9.7	76.2	64.2	64.4
157	新加坡	3.4	3.2	4.5	36.3	35.9	50.4	63.7	57.6	49.7
158	斯洛伐克	5.3	7.8	6.7	88.4	71.6	79.2	11.6	28.4	20.8
159	斯洛文尼亚	7.8	8.6	8.3	71.4	72.4	72.4	28.6	27.6	27.6
160	所罗门群岛	5.3	7.3	4.5	93.3	58.7	79.1	4.2	4.6	2.2
161	索马里	-	-	-	-	-	-	-	-	-

附录-1-2 续表 9

政府卫生支出占政府总支出(%)			社会医保支出占政府卫生支出(%)			人均卫生费用(美元)			人均政府卫生支出(美元)		
2000	2010	2018	2000	2011	2012	2000	2010	2018	2000	2010	2018
15.0	16.8	17.4	17.1	12.2	12.8	164.5	7859.5	8239.0	2408.8	6655.5	7030.0
7.0	6.7	8.0	0.0	...	0.0	263.5	529.1	678.2	215.4	437.6	594.5
5.9	2.8	5.3	5.8	3.1	2.9	16.0	26.6	42.9	5.6	5.8	15.2
8.2	8.5	16.8	0.0	0.0	0.0	675.7	1037.8	1723.0	359.0	367.0	1015.0
19.8	19.2	21.4	50.0	35.6	33.1	286.1	579.5	1132.0	192.7	386.0	723.2
8.3	7.1	7.4	0.0	0.0	0.0	18.7	42.3	63.8	15.8	26.1	44.7
6.8	9.0	15.3	52.4	34.8	35.4	91.9	202.9	400.4	38.8	93.6	175.2
10.6	11.6	15.3	45.3	52.2	37.2	89.5	239.3	369.1	45.0	123.2	231.1
6.5	7.2	6.6	14.7	24.6	36.5	32.8	91.8	136.5	14.6	29.3	44.6
8.6	10.0	10.8	82.6	85.4	86.2	238.0	809.2	978.7	162.3	577.4	695.8
13.8	13.2	13.4	1.7	1.9	1.7	967.1	2213.1	2215.0	681.1	1543.1	1361.0
3.9	4.1	6.3	0.0	0.0	0.0	602.3	1257.9	1716.0	358.5	893.0	1282.0
8.1	11.8	14.0	77.3	78.9	77.8	473.9	1374.3	2543.0	238.5	810.8	1486.0
8.5	13.6	12.0	0.0	84.9	85.0	21.4	198.3	213.0	10.5	90.9	120.4
8.7	11.5	12.7	81.9	82.1	83.0	69.9	472.2	687.3	55.4	377.3	547.7
9.7	8.6	9.8	40.3	47.1	38.9	95.4	567.4	609.0	56.6	348.3	362.1
3.5	8.6	8.9	6.4	10.5	10.5	9.2	48.7	58.3	1.7	12.2	18.4
5.8	5.9	7.4	0.5	0.3	0.2	445.4	789.4	992.6	186.7	296.7	461.8
8.1	7.0	8.2	4.9	4.3	3.3	288.9	434.0	464.7	99.4	156.0	219.6
11.7	8.2	10.1	0.0	0.0	0.2	157.8	283.6	329.3	110.3	168.0	224.7
11.8	10.4	11.0	0.3	0.5	0.0	63.0	192.5	227.3	52.6	145.0	164.1
11.8	13.1	23.4	100.0	85.0	73.5	1935.0	4001.8	3464.0	1363.7	3235.5	2907.0
31.9	4.1	10.8	0.0	0.0	0.0	58.2	77.3	125.4	19.1	23.1	55.1
9.2	6.8	10.9	0.0	...	0.0	384.4	702.6	1485.0	277.0	435.1	927.0
9.0	5.4	4.3	7.4	4.0	5.1	21.5	50.2	58.9	7.6	14.5	14.0
13.6	13.6	12.4	92.2	93.2	93.4	56.5	545.3	617.1	37.0	332.7	366.4
6.8	9.0	10.2	0.0	5.2	0.0	349.3	512.3	833.1	286.8	329.6	620.4
12.7	6.3	7.2	0.0	0.0	0.0	23.4	43.7	85.8	4.2	5.1	8.3
6.7	7.5	15.3	4.8	15.5	14.1	820.7	1513.6	2824.0	298.2	543.1	1422.0
9.0	13.3	12.7	94.4	89.6	90.0	203.5	1295.3	1300.0	180.0	927.3	1030.0
12.0	12.6	13.8	93.7	93.4	91.3	796.6	2015.2	2170.0	568.7	1458.3	1571.0
23.1	7.5	7.9	0.0	0.0	0.0	48.5	93.7	95.0	45.2	55.0	75.1
-	-	...	...	...	...	-	-	-	-	-	-

附录-1-2　续表 10

序列	国家(地区)	卫生总费用占GDP(%)			卫生总费用构成(%)					
					政府卫生支出			个人卫生支出		
		2000	2010	2018	2000	2010	2018	2000	2010	2018
162	南非	7.4	7.4	8.3	36.8	52.8	54.1	61.7	44.2	44.1
163	南苏丹	-	-	6.4	-	-	10.8	-	-	26.9
164	西班牙	6.8	9.0	9.0	71.4	74.8	70.4	28.6	25.2	29.6
165	斯里兰卡	4.2	3.9	3.8	53.6	40.4	41.1	45.5	58.4	56.7
166	苏丹	3.6	5.1	4.5	33.8	32.5	22.8	66.2	64.4	69.5
167	苏里南	6.3	5.0	8.0	48.4	42.4	65.9	37.2	51.2	32.1
168	瑞典	7.4	8.5	10.9	84.5	81.9	85.1	15.5	18.1	14.9
169	瑞士	9.8	10.7	11.9	28.0	31.1	31.2	44.4	38.2	68.8
170	叙利亚	4.3	3.3	-	35.5	44.8	-	64.3	54.0	-
171	塔吉克斯坦	4.3	5.7	7.2	20.8	20.6	27.1	79.1	70.5	68.6
172	泰国	3.1	3.4	3.8	55.2	73.8	76.3	42.0	23.6	23.4
173	东帝汶	-	1.4	4.3	-	50.8	60.6	-	11.7	11.4
174	多哥	3.3	5.9	6.2	11.9	26.4	17.0	83.6	67.7	66.2
175	汤加	2.9	4.7	5.1	76.2	57.4	63.3	22.7	17.4	14.0
176	特立尼达和多巴哥	4.2	5.1	6.9	37.0	48.2	49.3	63.0	51.6	50.7
177	突尼斯	5.0	5.9	7.3	52.7	55.8	57.4	47.2	43.0	42.2
178	土耳其	4.6	5.1	4.1	61.7	78.0	77.4	38.3	22.0	22.6
179	土库曼斯坦	6.9	5.0	6.6	46.6	24.1	18.1	53.3	75.7	81.4
180	图瓦卢	24.2	16.4	19.1	99.5	85.0	79.9	0.5	3.1	3.9
181	乌干达	7.6	10.5	6.5	24.8	13.6	15.8	47.8	36.4	41.1
182	乌克兰	5.3	6.8	7.7	47.3	54.1	47.9	52.5	45.1	51.1
183	阿联酋	2.4	3.9	4.2	68.8	70.9	51.6	31.2	29.1	48.4
184	英国	6.0	8.4	10.0	81.7	84.8	78.6	18.2	15.2	21.4
185	坦桑尼亚	3.4	5.3	3.6	21.8	27.8	43.0	40.5	32.8	24.8
186	美国	12.5	16.4	16.9	44.2	48.5	50.4	55.8	51.5	49.6
187	乌拉圭	10.0	8.6	9.2	41.5	60.0	73.0	58.4	40.0	27.0
188	乌兹别克斯坦	5.4	5.6	5.3	47.0	48.0	38.2	53.0	50.2	61.0
189	瓦努阿图	3.3	3.4	3.4	74.5	55.0	63.5	10.6	12.1	13.2
190	委内瑞拉	7.3	6.8	3.6	45.9	37.9	47.9	54.1	62.1	52.1
191	越南	4.8	6.0	5.9	34.9	39.6	45.6	51.6	54.3	52.6
192	也门	4.7	5.2	-	50.8	22.5	-	46.0	75.1	-
193	赞比亚	7.2	3.7	4.9	44.5	22.6	39.1	52.5	31.8	16.4
194	津巴布韦	-	10.7	4.7	-	25.8	28.0	-	47.2	52.0

附录-1-2 续表 11

政府卫生支出占 政府总支出(%)			社会医保支出占 政府卫生支出(%)			人均卫生费用 (美元)			人均政府卫生支出 (美元)		
2000	2010	2018	2000	2011	2012	2000	2010	2018	2000	2010	2018
10.9	12.4	13.3	3.3	2.8	2.8	221.8	539.6	526.0	81.6	284.8	284.3
-	-	2.1	...	...	0.0	-	-	26.8	-	-	2.9
12.4	14.8	15.2	9.6	6.3	6.6	1002.8	2775.1	2736.0	715.6	2074.4	1926.0
10.1	7.8	8.3	0.3	0.1	0.1	43.7	108.6	157.5	23.4	43.9	64.7
11.8	9.5	6.8	8.3	11.1	10.9	17.4	109.1	60.2	5.9	35.5	13.8
11.6	8.6	16.8	33.8	41.7	41.7	168.4	417.7	474.1	81.5	177.0	312.6
11.7	13.7	18.6	0.0	...	0.0	2173.2	4437.1	5982.0	1835.8	3633.3	5090.0
8.2	10.1	11.0	72.8	70.8	69.2	3737.8	8021.8	9871.0	1045.9	2495.2	3082.0
5.6	5.1	...	0.0	...	0.0	54.2	94.3	-	19.3	42.2	-
4.6	4.5	6.1	0.0	...	0.0	6.0	42.3	59.8	1.2	8.7	16.2
12.7	14.4	15.0	9.4	9.3	9.2	62.3	172.1	275.9	34.4	126.9	210.5
-	2.7	5.4	0.0	0.0	0.0	-	51.4	93.7	-	26.1	56.8
2.4	7.4	4.3	11.7	6.5	6.5	9.9	31.1	41.8	1.2	8.2	7.1
11.4	9.0	7.5	0.0	0.0	0.0	58.2	177.7	236.9	44.3	101.9	149.9
6.8	8.0	11.0	0.0	0.0	0.0	277.0	861.5	1123.0	102.5	414.9	553.7
10.5	13.0	13.6	28.9	56.3	56.3	111.8	243.6	251.6	58.9	135.8	144.3
7.2	10.9	9.3	55.6	57.0	64.1	199.5	539.3	389.9	123.0	420.7	301.7
13.3	8.7	8.7	6.5	6.5	6.5	76.6	221.8	460.2	35.7	53.3	83.4
11.9	14.8	13.7	0.0	0.0	0.0	358.1	500.0	692.5	356.2	425.1	553.1
9.5	7.6	5.1	0.0	0.0	0.0	18.8	62.7	43.1	4.7	8.5	6.8
7.1	7.5	8.9	0.0	0.6	0.6	35.1	202.3	228.4	16.6	109.5	109.5
7.6	8.5	7.2	0.0	0.0	0.0	781.8	1359.0	1817.0	538.1	962.9	937.4
13.8	15.0	19.2	0.0	...	0.0	1674.3	3309.5	4315.0	1368.2	2804.9	3392.0
6.1	7.3	9.4	0.0	...	4.5	12.4	36.1	36.8	2.7	10.0	15.8
16.2	18.4	22.5	83.7	86.0	87.3	4560.1	7957.3	10624.0	2015.1	3861.8	5356.0
14.3	16.9	20.2	27.4	45.2	56.8	687.6	1026.0	1590.0	285.7	615.6	1160.0
6.1	8.0	7.9	0.0	...	0.0	29.7	76.9	82.3	13.9	36.9	31.4
9.7	6.8	7.0	0.0	0.0	0.0	48.7	100.1	105.4	36.3	55.1	66.9
11.9	8.2	3.7	34.6	32.2	31.1	350.9	926.7	257.0	160.9	350.9	122.9
7.5	7.9	9.3	19.7	39.6	37.0	18.8	78.2	151.7	6.6	31.0	69.1
7.5	3.8	...	0.0	0.0	0.0	25.2	67.5	-	12.8	15.2	-
14.9	4.7	7.0	0.0	0.0	0.0	24.5	54.4	76.0	10.9	12.3	29.7
-	15.2	7.6	...	...	...	-	91.2	140.3	-	23.5	39.3

附录-1-3　部分年份香港相关统计指标概况

指　　标	2016	2017	2018	2019	2020
年中人口(万人)	733.7	739.2	745.1	750.7	748.2
粗出生率(‰)	8.3	7.7	7.2	7.0	5.8
粗死亡率(‰)	6.4	6.3	6.4	6.5	6.7
劳动人口(万人)	392.0	394.7	397.9	396.6	388.8
劳动人口参与率(%)	61.1	61.1	61.2	60.6	59.6
就业人数(万人)	378.7	382.3	386.7	385.0	366.2
本地生产总值(亿港元)	27103	28131	28932	28446	26716
人均本地生产总值(港元)	369427	380573	388291	378901	357076
本地居民总收入(亿港元)	25530.0	27749.0	29699.0	29883.0	28370.0
人均本地居民总收入(港元)	347986.0	375412.0	398595.0	398044.0	379181.0

附录-1-4　部分年份澳门相关统计指标概况

指　　标	2016	2017	2018	2019	2020
年中人口(万人)	65.3	64.8	65.9	67.2	68.5
粗出生率(‰)	11.0	10.1	9.0	8.9	8.1
粗死亡率(‰)	3.4	3.3	3.1	3.4	3.3
劳动人口(万人)	39.7	38.7	39.2	39.5	40.5
劳动力参与率(%)	72.3	70.8	70.9	70.3	70.5
就业人口(万人)	39.0	38.0	38.5	38.8	39.5
本地生产总值(亿澳门元)	3904.0	4293.7	4571.4	4451.2	1944.8
人均本地生产总值(万澳门元)	60.4	66.2	69.2	66.1	28.5

附录-1-5　部分年份台湾相关统计指标概况

指　　标	2016	2017	2018	2019	2020
户籍登记人口数(万人)	2354.0	2357.1	2358.9	2360.3	2356.1
人口自然增长率(‰)	1.5	1.0	0.4	0.1	-0.3
性别比(女=100)	99.1	98.9	98.6	98.4	98.2
劳动力人口(万人)	1172.7	1179.5	1187.4	1194.6	1196.4
劳动力参与率(%)	58.8	58.8	59.0	59.2	59.1
全民健保参保人数(万人)	2381.5	2388.0	2394.8	2402.0	2398.7
本地生产总值(新台币亿元)	175552.7	179833.5	183750.2	189325.3	197744.8
本地居民生产总值(新台币亿元)	180064.1	184307.1	187898.2	194089.9	203653.7
人均本地居民生产总值(新台币元)	765711.0	782437.0	796852.0	822553.0	863597.0